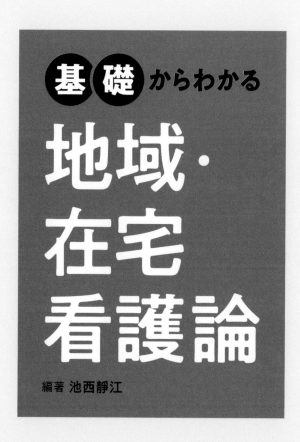

基礎からわかる

地域・在宅看護論

編著 池西靜江

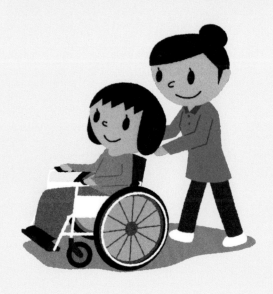

照林社

編 集

池西靜江　Office Kyo-Shien 代表

執 筆 者 一 覧 (執筆順)

池西靜江　Office Kyo-Shien 代表

冨安恵子　学校法人原田学園 鹿児島医療技術専門学校 看護学科 副学科長

木内有美　社会福祉法人枚方療育園 関西看護専門学校 看護専門課程 看護学科 教務部長

嘉数知子　社会福祉法人枚方療育園 関西看護専門学校 看護専門課程 看護学科

事 例 提 供 (第6章、掲載順)

氏家芳枝　公益社団法人福島明星厚生学院 福島看護専門学校 専任教員

高塚由香里　ハートランドしぎさん看護専門学校 副学校長

序 文

　近年の人口の減少、なかでも生産年齢人口の減少は、社会のしくみを大きく変えることになりそうです。日本が世界に誇る医療保険制度や介護保険制度等にこれ以上頼ることはできなくなるでしょう。そこで、国は地域医療構想や地域包括ケアシステムの方向に舵（かじ）を切りました。

　これを受けて、看護基礎教育も、病院中心型から在宅中心型へ、そして医療従事者主導型から地域に暮らす人々とのパートナーシップ型へと、新しい保健医療を志向するものに変わる必要性が出てきました。これからの看護師には、多様な場での活躍が求められるとともに、病気や障害をもつ療養者のみならず、比較的健康レベルの高い人々への予防活動にも期待が寄せられています。

　令和4年度入学生、看護師2年課程においては令和5年度の入学生から、看護基礎教育のカリキュラムが改正され、上記の社会的変化を受けて「地域・在宅看護論」という名称で、地域を視野に入れるとともに予防活動にも力を入れ、暮らしを支援する看護を学ぶことになりました。

　まだ新しく変わったばかりですので、先生方も教えるべき内容の整理に時間を要していると思います。本書は、そんな先生方を応援しつつ、学生のみなさまにこれからの社会が求める地域・在宅看護について理解を深めていただくために刊行いたしました。

　「地域・在宅看護論」は1年生から学習する領域です。まだ看護学の内容理解が十分進んでいないなかでの学習ですので、本書ではできるだけわかりやすく説明を加え、具体例や事例も多く取り上げています。ここはしっかり考えてほしいと思うところには❗をつけ、さらにしっかり課題に取り組んでほしいところにはワークを入れました。ぜひ取り組んで、地域・在宅看護の理解を深めてください。

　5年後、10年後の社会に求められる看護師の素地（そじ）を、本書で培（つちか）ってください。きっとみなさまの学習のお役立つものと思います。

　なお、本書出版にあたりまして、第6章の事例の素材を提供いただきました、福島看護専門学校の氏家芳枝先生、ハートランドしぎさん看護専門学校の高塚由香里先生、そしてさまざまなご支援をいただいた京都中央看護保健大学校の石束佳子先生に心からお礼申し上げます。最後に、新しい教育内容の書籍でなかなか進まない執筆活動を暖かく見守り支援してくださった照林社の千葉崇弘さんにもお礼を申し上げます。

令和3年11月

編集、著者代表　池西　靜江

CONTENTS

［装丁］Beeworks　　［本文デザイン］林慎悟　　［本文DTP］すずきひろし
［カバーイラスト］さかたしげゆき　　［本文イラスト］佐田みそ、まつむらあきひろ

本書は 1 年生からでも無理なく学習内容に親しんでいけるよう、
「地域・在宅看護論」のエッセンスを基礎からわかりやすく解説しています。

第1〜5章　基礎知識を学ぶ

「地域・在宅看護論」の重要な基礎知識を学習します。本文はなるべく簡単な説明にとどめ、くわしい説明は左右の側注やColumnで行っています。

> **Work** は、学んだ内容に関連した問題です。答えは 1 つとは限らないので、自分の考えたことを書いてみましょう（解答例は巻末に掲載）。

第6章　事例検討を通して学ぶ

6 章では 1 〜 5 章で学んだことを生かしつつ、事例検討を通して理解を深めていきます。対象の暮らしをふまえた実際の対応を学びましょう。

> 事例の設定から、どんな提案・介入が可能か、自分なりに考えてみましょう。わからないときは本書の該当ページに戻るとヒントが見つかるはずです。

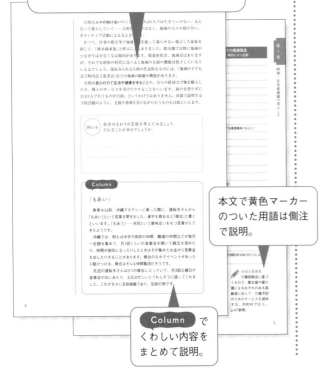

> 本文で黄色マーカーのついた用語は側注で説明。

> **Column** でくわしい内容をまとめて説明。

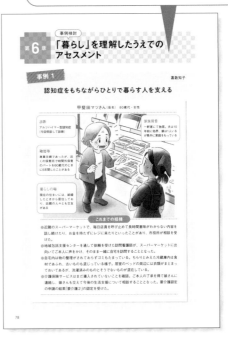

使用しているマークについて

 本文に登場した用語について、よりくわしく説明しています。

 本文と関連する内容のページを示しています。合わせてチェックしましょう。

 本文に関連して、考えてみたいこと、調べておきたいことを挙げています。

第 1 章

地域・在宅看護論で学ぶこと

「地域・在宅看護論」で看護学生は何を学ぶのでしょうか。
まずは、この領域の学習が求められる背景を概観し、
重要な概念をみていきましょう。

❶ 地域・在宅看護論を学ぶ背景
❷ 地域・在宅看護論を学ぶうえで大切な概念

池西靜江

　地域・在宅看護論を学ぶ背景

人口構造の変化——
病院中心の医療では対応しきれなくなる?

　従来の「在宅看護論」の名称変更によって「地域・在宅看護論」という領域が誕生した背景には、少子・超高齢化の進展による**生産年齢人口の減少**と、それに伴う**医療提供体制の変化**があります。

　まず、生産年齢人口の減少についてみてみましょう(**図1**)。今後の人口構造の変化をみると、総人口と年少人口も減少していますが、生産年齢人口は特に大きく減少しています。一方で高齢化率は増加しており、人口構造が大きく変化してきています。

　平成2(1990)年は、生産年齢人口約5.8人に対して老年人口は1人、つまり1人の高齢者を5.8人で支える人口構造でした。ところが、生産年齢人口がさらに減った2065年には、**1人の高齢者を約1.3人で支える人口構造**になると推定されています(**図2**)。これでは生産年齢人口にかかる負担は非常に大きなものになります。

　このような人口構造の変化があると、社会のしくみを変えざるを得ません。**なかでも変化が急がれるのが医療提供体制**です。1人の高齢者をたった1.3人で支える人口構造の社会では、従来の病院中心、医療従事者主導の医療ではうまくいかなくなることでしょう。そこで求められるのが、在宅あるいは地域中心、そして後述する住民とのパートナーシップに基づく医療です。

医療提供体制の変化——
「病床機能の分化」とは?

　厚生労働省は、こうした人口減少、特に生産年齢人口の減少を見据え、平成29(2017)年に地域医療構想を示しました。この構想では在宅医療の充実をはじめさまざまな計画が掲げられていますが、特に進んでいるのは病床機能の分化と在院日数の短縮です。

　病床機能の分化とは、これまで「一般病床」として一体化していた病床を、高度急性期、急性期、回復期、慢性期といった患者の状態ごとに編成し直すことを指します。たとえば、「高度急性期病床」「慢性期病床」な

生産年齢人口
　15～64歳の人口をいう。なお、年少人口(15歳未満)と老年人口(65歳以上)を合わせて従属人口というが、このままの人口構造の変化が進めば、50年後には生産年齢人口1に対して従属人口1になると推計されている。

高齢化率
　高齢化率とは、総人口のうち老年人口が占める割合を指す。

地域医療構想➡ **p.4**

図1 今後の人口構造の急速な変化

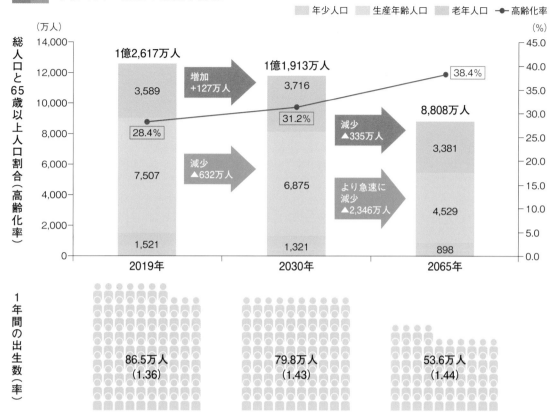

（出所）総務省「人口推計」、国立社会保障・人口問題研究所「日本の将来推計人口（平成29年推計）：出生中位・死亡中位推計」（各年10月1日現在人口）、厚生労働省「人口動態統計」

厚生労働省：社会保障制度を取り巻く環境と現在の制度　今後の人口構造の急速な変化. より引用
https://www.mhlw.go.jp/content/000826229.pdf（2021.10.10アクセス）

図2 今後の生産年齢人口の負担の変化

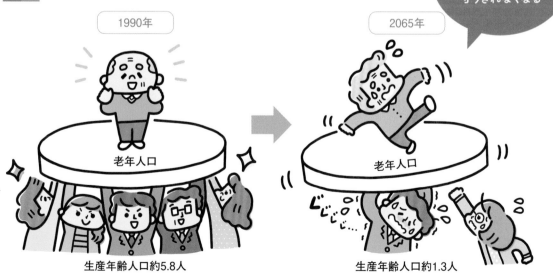

病院中心の医療では
人々の生命や健康を
守りきれなくなる

総務省統計局「国勢調査報告」、国立社会保障・人口問題研究所「日本の将来推計人口（平成29年推計）」をもとに作成

どです。これによって、**それぞれの病床の機能が明確**になり、医療提供の効率がよくなると考えられています。

病床機能の分化によって、1つのところで長く入院生活を送るのではなく、**状態が変われば適切な医療を受けるために病棟あるいは病院を移る**ことになります。そして、通院や在宅医療などで対応できる場合は地域（居宅）に戻ります。こうした流れから、在院日数も短くなっています。

居宅➡**p.14**

地域包括ケアシステム➡**p.6**

看護学生が地域・在宅看護論を学ぶ意義について考え、自分の言葉で整理してみましょう。

現時点で地域・在宅看護に抱いているイメージを自由に書き出してみましょう。

地域・在宅看護で求められる視点――「予防」と「家族を含めた暮らしをみること」

病床機能の分化や、地域包括ケアシステムが推進されるなかで、看護師の活動の場も病院外のさまざまな場、つまり地域・在宅にまで拡がってきています（**表1**）。ここで重要なのは、発症を防ぐ、あるいは重症化を防ぐといった**「予防」の視点**と、**地域の人々の家族も含めた"暮らし"をみる視点**です。また、くわしくは第2章で解説しますが、地域での人々の暮らしを考えると、地域・在宅における医療は、これまでのような医療者主導ではなく、対等な相互関係（パートナーシップ）に基づくものでなくてはなりません。

以上のことは、従来の病院中心の学習だけでは学びきれないものです。「地域・在宅看護論」は、こうした社会や看護師の役割の変化をふまえ、従来の「在宅看護論」にとどまらない内容を学んでいくものとなります。

（2）地域・在宅看護論を学ぶうえで大切な概念

看護師が病院だけでなく、地域の多様な場で活動するために理解しておきたい大切な概念を以下にまとめます。

地域医療構想

地域医療構想とは、**病床機能の分化・連携を推進し**、地域ごと（都道府県内の主に二次医療圏〈**表2**〉を基本とする）に在宅医療の充実や医療従事者の確保・養成をはかる、これからの医療提供体制の実現に向けた施策をいいます。平成26（2014）年に**医療介護総合確保推進法**などによって示されました。

病床機能は①高度急性期機能、②急性期機能、③回復期機能、④慢性期機能の4つに分けられます。機能分化の推進に至る流れは先述の通りで（p.2）、それぞれの機能に集中することで、**医療の効率化と質の向上をめ**ざしています。同時に、高齢化に伴って回復期・慢性期の病床の需要が高まっており、「治す医療」から「支える医療」へと変化しつつあるといえ

医療介護総合確保推進法

正式名称は「地域における医療及び介護の総合的な確保を推進するための関係法律の整備等に関する法律」。地域医療構想や地域包括ケアシステムについて規定している。

表 1 看護師の主な活動の場

施設	根拠法	施設基準等での看護職員 （○：必置、△：場合により必置）
病院	医療法	○
診療所		○（有床診療所の場合）
助産所		○（管理者は必ず助産師）
介護老人保健施設	介護保険法	○
介護老人福祉施設		○
介護医療院		○
小規模多機能型居宅介護		○
看護小規模多機能型居宅介護		○
認知症対応型共同生活介護		
地域包括支援センター		○（保健師またはそれに準ずる看護職員1名以上）
訪問看護ステーション	介護保険法、健康保険法	○（管理者は必ず看護職）
市町村保健センター	地域保健法	○
保健所		○
母子健康包括支援センター （子育て世代包括支援センター）	母子保健法	○（保健師等を1名以上）
精神保健福祉センター	精神保健福祉法	○
発達障害者支援センター	発達障害者支援法	
児童相談所	児童福祉法	△（医師または保健師が必置）
障害児入所施設		△（施設類型により必置）

※そのほか、学校、研究所、企業、まちの保健室なども活動の場となる。

表 2 医療圏の種類

医療圏の範囲		医療法
一次医療圏	診療所（医院・クリニック）などのかかりつけ医を中心とした身近な地域の単位	主に市町村単位	医療法には規定なし
二次医療圏	都道府県の医療計画において病院等の病床の整備を行う地域の単位	複数の市町村を合わせた単位	医療法施行規則第30条29の1による
三次医療圏	二次医療圏を合わせた地域で特殊な医療を提供する病院の病床の整備を行う地域の単位	原則として都道府県がその単位	医療法施行規則第30条29の2による

ます。

　そして、こうした医療提供体制の実現には、退院後の医療の整備も欠かせません。在宅医療・看護の充実や介護との連携のほか、早期に住み慣れた地域で暮らし続けられるようサポートする地域支援事業も重要です。

✎ 地域支援事業
　介護保険法に基づくもので、要支援や要介護になるおそれのある高齢者に対して、介護予防のためのサービスを提供する。市町村で行う。p.47参照。

地域包括ケアシステム

地域包括ケアシステムは、急速な高齢化の進行をふまえ、2025（令和7）年を目途に構築が推進されている、**地域の包括的な支援・サービス提供体制です（図3）**。平成26（2014）年に成立した医療介護総合確保推進法では次のように定義されています。

> 地域の実情に応じて、高齢者が、可能な限り、住み慣れた地域でその有する能力に応じ自立した日常生活を営むことができるよう、医療、介護、介護予防、住まい及び自立した日常生活の支援が包括的に確保される体制をいう。

また、地域包括ケアシステムには5つの構成要素があり、保険者である市町村や都道府県が、地域の自主性や主体性に基づき、**地域の特性に応じて作り上げていくことが必要**とされています。

地域包括ケアシステムで大切なのは、どんな健康状態であっても、**自分らしく地域で暮らし続けられるような支援を提供する**ということです。それを実現するべく、医療・介護・予防・住まい・生活支援の一体化をめざします。

✎ 5つの構成要素
①医療・看護、②介護・リハビリテーション、③保健・福祉、④介護予防・生活支援、⑤すまいとすまい方。図4参照。

図3 地域包括ケアシステムの姿

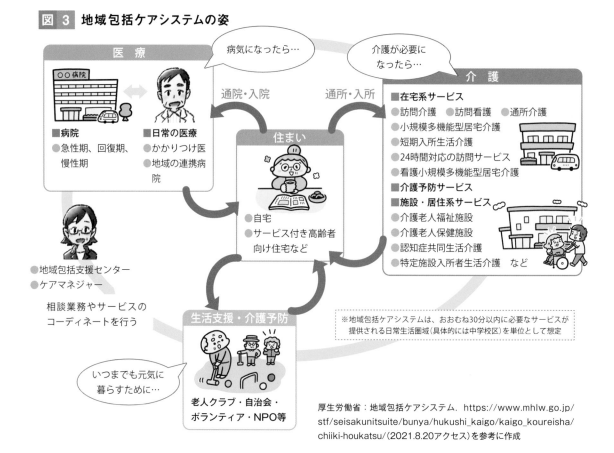

厚生労働省：地域包括ケアシステム. https://www.mhlw.go.jp/stf/seisakunitsuite/bunya/hukushi_kaigo/kaigo_koureisha/chiiki-houkatsu/（2021.8.20アクセス）を参考に作成

自助・互助・共助・公助

　地域包括ケアシステムの大きな支えになるものとして、**自助・互助・共助・公助**があります（**表3**）。これらがうまく機能したときに、地域包括ケアシステムの構築が完了すると考えられています。**図4**は、先述の地域包括ケアの5つの構成要素が、関連しながら一体的に提供される姿として、地域包括ケア研究会が示した植木鉢のモデル図に、自助・互助・共助・公助を加えたものです。

　今後、生産年齢人口の減少により、税収の減少や社会保険の納入金の減少が想定され、**共助と公助はこれ以上の増入は望めません**。そのため、社会資源の効果的・効率的な活用を考えていかなければなりません。一方で、高齢化率の上昇は、医療・福祉ニーズの増大を招きます。したがって、それらを補うために**今後充実させなければならないのが互助と自助**です。

表 3　自助・互助・共助・公助の考え方

	考え方	区分
自助	自分の意思決定に基づき、自分自身の生活や健康を守ることをいう。自らの経済力で物品を購入し、サービスの提供を受けることも含まれる。	セルフケア
互助	友人や知人、近隣の人々の助け合いなどをいう。ボランティアも含まれる。	インフォーマルな活動
共助	医療保険制度や介護保険制度のような公的な社会保険制度の活用をいう。自らの拠出に基づき、病気になった場合や介護が必要になった場合に公的なサービスを受けられる。	フォーマルな活動
公助	自助・互助・共助では解決できない場合に、生存権を保障するための、主に福祉分野の活動をいう。	

図 4　地域包括ケアシステムの5つの構成要素とそれを支える自助・互助・共助・公助

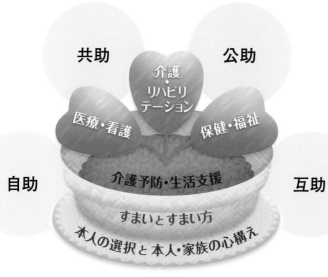

イラストは、三菱UFJリサーチ＆コンサルティング：〈地域包括ケア研究会〉地域包括ケアシステムと地域マネジメント（地域包括ケアシステム構築に向けた制度及びサービスのあり方に関する研究事業）．平成27年度厚生労働省老人保健健康増進等事業，2016．より引用

互助は**人々の助け合い**のことです。人は1人では生きていけない、支え合って暮らしていく——公的なものではなく、地域の人々の助け合い、ボランティア活動による支え合いです。

　かつて、仕事の都合等で地域に根を張って暮らせない孤立した家族を指して、「植木鉢家族」と呼ぶこともありました。都市圏では特に地域のつながりは少なくなる傾向があります。都道府県差、地域差はありますが、それでも昭和の時代に比べると地域の互助の機能は低下しているといえるでしょう。現在みられる互助の代表的なものには、「地域の子ども会」「町内会」「患者会」などの地域の組織や機能があります。

　自助は**自らの力で生活や健康を守ること**や、自らの経済力で物を購入したり、種々のサービスを受けたりすることをいいます。助けを借りずに自分1人で行うものが自助、というわけではありません。次節で説明する予防活動のように、支援や指導を受けながら行うものも自助といえます。

Work 　自分のまわりの互助を考えてみましょう。
　　　　　どんなことがあるでしょうか。

Column

「もあい」

　筆者は以前、沖縄でタクシーに乗った際に、運転手さんから「もあい」という言葉を聞きました。漢字を尋ねると「模合」と書くといいます。「もあう」——共同という意味合いをもつ言葉からできたようです。

　沖縄では、例えば中学や高校の仲間、職場の仲間などが毎月一定額を集めて、月1回くらいの食事会を開いて親交を深めたり、仲間が病気になったりしたときはその集めたお金から見舞金を出したりすることがあります。模合のなかでイベントがあったら駆けつける、模合はそんな仲間集団だそうです。

　先述の運転手さんは3つの模合に入っていて、月3回土曜日が食事会の日にあたり、土日は忙しいとうれしそうに語ってくれました。これがまさに互助組織であり、互助の例です。

予防活動

　予防活動は、個人の健康増進という観点だけではなく、**医療費や介護費を抑えるという観点でも有効**であり、予防の重要性が見直されています。一般に、重症化すればするほど医療費や介護費が多くかかってしまいますが、予防活動によって、そもそも病気にならない、**介護が必要にならないようにできる可能性**があります。また、病気等への早期対応をめざすのも予防活動の1つです。予防活動には、**表4**に示すように、一次予防（健康の保持増進など）、二次予防（異常の早期発見・早期治療）、三次予防（リハビリテーションなど）の3つの段階があります。

　看護師は、予防活動として、健康教育や療養指導、社会復帰に向けたリハビリテーションを行います。これらはいずれも、**対象が自ら取り組めるように教育・指導を行う、学習支援活動**であり、看護師には今まで以上に指導能力が求められています。

　教育や指導は、「伝えればよい」というものではありません。予防活動においては、①伝えたことを対象が理解して、②自分でやってみようと思う必要があります。また、③対象が実際にそれをできなければならないし、さらに④**それを継続してもらわなくてはなりません**。どうすれば理解できるか、どうすればやってみてくれるか、どうすれば継続できるかを、対象とともに考えることも看護師の仕事といえます。

表 4　予防活動の種類

	予防活動	疾病の時期	具体例
一次予防	●健康の保持増進をめざす活動 ●疾病を予防するための活動（特異的予防）	疾病の発症前	予防接種を受けたり、生活習慣病にならないように生活習慣の改善をめざしたりする
二次予防	早期発見・早期治療をめざす活動	疾病の発症早期	定期的な検診や早めの受診行動など
三次予防	合併症予防と社会復帰に向けた活動	疾病の発症以降	リハビリテーション、重症化・合併症予防、受診行動など

> **Work**　一次予防や二次予防として、あなたが行っていること（行ったことがあること）を列挙してみましょう。
> 例）一次予防：駅のエスカレーターを使わず階段を昇降するなど

多職種協働

　病院では、1人の患者さんの1日も早い病気の回復を願って、医師、看護師、薬剤師、管理栄養士、臨床検査技士、健康状態によっては理学療法士、作業療法士など、多くの職種が一丸となってかかわっています。**専門分化すれば協働が必要不可欠**です。お互いの仕事や役割を理解し、尊重するとともに、連携・協働を意識しなくてはなりません。

　地域に出れば、医療職以外にも、福祉職や介護職、そして、行政などとの連携・協働が必要になります。地域・在宅においては、医療機関とは異なり、対象と最も身近な職種が看護師ではないことも多くあります。そのため、ともにかかわる職種と連携を密にし、対象の正確な状況を把握していくことが、適切なケアの提供に不可欠であるといえます。

臨床判断

　地域で多職種と協働して活動するときは、看護師は**医療職として人の生命（健康）を守る役割**が大きくなります。そこで求められるのが臨床判断です。そばに医師がいない場合、看護師の適切な臨床判断が特に重要です。タナーは臨床判断を以下のように定義しています。

> 臨床判断は、患者のニーズ、気がかり、健康問題について解釈し結論を出すこと、また行為を起こすか起こさないかの判断、標準的な方法を使うか変更するかの判断、患者の反応から適切にその場で考え出して行う判断である[1]。

　この定義を4つのステップに分けて、少しわかりやすくしながらみていきましょう。ここでは地域に暮らす人を念頭に置き、「患者」ではなく「対象」という言葉を用います。

　何度か会ったことのある対象が、今日はいつもと違うと気づいたら、そこが臨床判断のスタートです（**気づき**）。何か違うと気づいたら、次は、「何が起きているのか、どう対応するとよいのか」と思考を巡らせます（**解釈**）。その対応はこれまでの自分の経験のなかから考えてよいのか、あるいは新しいことを考えて対応しないといけないのか、ということも判断する必要があります。ここまでが解釈です。そして、解釈で明確にした、すべきと思うことを言葉や行動で実行します（**反応**）。その後、対象者に現れる反応などを見て、評価し、自分の行動を振り返ります（**省察**）。この、**反応、省察までを含めたものが臨床判断のプロセス**です。

 地域の暮らしを支える主な職種について、看護職（保健師・助産師・看護師・准看護師）以外にどんな職種があるでしょうか。福祉・介護職を中心に、資格や役割を調べてみましょう。

引用
1. 三浦友理子, 奥裕美：臨床判断ティーチングメソッド. 医学書院, 東京, 2020：28.

 患者
　患者（ペーシェント）とは「耐える人」という意味があり、医師との関係で治療を受ける人という意味もある。したがって、在宅で療養している人は一般に患者とは呼ばない。介護サービスを受ける場合は「利用者」と呼ぶことが多い。

Work 事例のなかで
多職種協働を考えてみましょう。

脳梗塞で片麻痺が残り、退院後在宅療養を続けているAさん（68歳・女性）。1か月後に娘の結婚式があり、なんとしても結婚式に出たいという。構音障害があり、話は伝わりにくく、食事動作も不自由。また、嚥下困難があり、嚥下訓練中である。立位保持は自力ではできず、介助が必要。移動は車いすである。

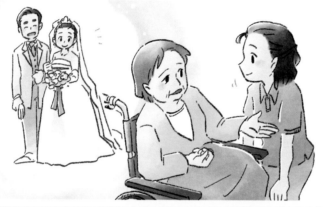

● どんな職種との協働が必要か考えてみましょう。

● 多職種と共有すべき目標を考えてみましょう。

● 目標達成に向けて、訪問看護師としてどのようなかかわりをしますか。

Bさん（78歳・男性）。長年高血圧症と脂質異常症で内服治療を行っていたが、6年前に脳梗塞を発症し、片麻痺が残った。その後はリハビリによって、時間はかかるが室内での生活は何とか自力でできる状態まで回復し、妻と2人で暮らしていた。要介護2で、健康観察と排便の援助のために訪問看護を週1回利用している。

2年前に妻が乳がんで死亡してからは、県外に家庭をもつ娘が週1回実家に戻り、身の回りの世話をしている。しかし、妻との死別後は、「早く妻のそばに行きたい。娘に迷惑をかけたくない」というようになった。これからのことについて、娘、かかりつけ医、訪問看護師と4人で話し合った際には、「延命治療はしたくない。最期まで妻と暮らした自宅で過ごしたい」という希望があり、それを最大限尊重することになっている。月1回、娘に付き添われてかかりつけ医を受診している。ある朝、訪問看護師が訪問したとき、Bさんはベッドに横になったままで反応が鈍く、呂律（ろれつ）が回らない様子であった。

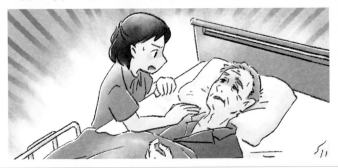

● Bさんに何が起きていると考えられるでしょうか。

● あなたはどのような対応をしますか。Bさんとは長年の付き合いがあり、Bさんの気持ちをよく知っている訪問看護師の立場で考えてみましょう。

🔍 ACP（アドバンス・ケア・プランニング）➡ この事例ではあらかじめACPを行っていることにも注目したい。p.20参照。

地域・在宅看護の対象の理解

地域・在宅看護の対象は、地域で暮らす人々です。
この章では、「地域で暮らす」ことや、
看護師がどのように対象にかかわっていくかを学びます。

地域・在宅看護の対象の理解

池西靜江

① 看護の対象の これまでとこれから

これまでは病院中心の考え方

　看護学概論では、看護の対象を「健康・不健康を問わず、あらゆる年代のすべての人々」と学習します。しかし看護基礎教育においては、これまで**「病気をもつ人の看護、なかでも病院における看護」**の学習に多くの時間を割いてきました。

　しかし、第1章で述べたように、これからの社会は病気にならない、病気を悪化させないといった予防的な視点が重要になってきます。つまり、**健康・不健康を問わず看護の対象にしなければなりません。**

これからは「暮らし」に注目

　従来の在宅看護においては、在宅療養者（病気や障害をもって在宅で療養生活を送る人）とその家族を看護の対象としてきました。しかしこれからは、**健康・不健康を問わず、地域の居宅で暮らす人々が対象**となります。そしてこのような人々を対象に、地域・在宅看護は、①健康レベルの維持・改善、②自立・自律支援、③家族を含めたQOLの向上を目的として行われます。

　では、「地域で暮らす」とはどういうことでしょうか。そこに暮らす人々、そしてその家族を、どのように看護の対象としてとらえればよいのでしょうか。

　そこで本章では、地域・在宅看護の対象を理解するために、まず「地域で暮らす」ということについて解説します。その後、対象となる「病院ではなく居宅にいる人」、「あらゆる発達段階にある人」、「あらゆる健康状態にある人」、そして「家族」について学習していきましょう。

居宅
　近年は仕事による転勤や高齢等に伴う福祉施設や介護施設への入所など、居住場所を一定期間移す場合も多い。そのため、「自宅のみならず居住しているところ」という意味で居宅と表現している。

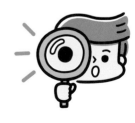

2 地域で暮らすということ

そもそも「暮らし」とは?

地域・在宅看護論では「生活」ではなく、「暮らし(名詞)」「暮らす(動詞)」という言葉がよく使われます。「生活」とは何が違うのでしょうか。

筆者は、看護における「生活」を、「**ニードの充足に向けてよりよく生きるために日々繰り返される活動**」と考えて使ってきました。看護では日常生活動作(ADL)や手段的日常生活動作(IADL)を大切にするためです。また、食生活や住生活といった生活の概念においては、分析的・個別的にみる意識もあり、日単位でとらえられることも多いでしょう。

一方で、地域・在宅看護論では、個々の生活のみならず、より大きい単位の「家族」に注目し、**地域の人々と長きにわたって支え合い生き抜く人々**を対象とします。個人レベル・日単位に注目した「生活」をみるだけではこれらの対象をとらえきれません。

そこで、「暮らし」という観点で対象をみていきます。「暮らし」は、「**1人ひとりが生きていくための日々の活動(生活)を超えたもの**」であり、日単位よりも長いスパンでとらえるものとして理解しましょう。

暮らしの多様性や生活環境を理解する

地域で暮らすうえでは、さまざまな人々との支え合い(互助)が必要です。同時に、それぞれの地域には特性があり、**自然環境や社会的環境が人々の健康や暮らしに大きく影響**します。「住めば都」とも言われますが、暮らしやすさ(暮らしにくさ)や便利さ(不便さ)、さまざまな社会資源なども、地域によって差があります。そのため、地域での看護を考える際には、**健康や暮らしに影響する地域の特性を把握**することが必要です。

具体的には、地域の特性を理解するために、p.16・**表1**のようなデータを収集するとよいでしょう。この内容の多くは、それぞれの地域の市勢要覧などでデータの収集が可能です。このようなデータを収集しつつ地域の特性を理解し、看護活動に役立てましょう。

 手段的日常生活動作(IADL)
ADLよりも高度な動作をいい、洗濯、買い物、金銭管理、服薬管理などを指す。

インタビューや映像教材を通して、地域に暮らす人々のライフイベントや日々のできごとを考えてみましょう。暮らしのなかの時間の流れや、支え合いのなかでの場の拡がりはどのようになっているでしょうか。

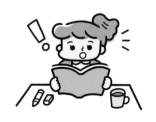

地域・在宅看護が
かかわる療養の場
➡p.62

表 1 調べておきたい地域の特性の例

自然環境	位置、地形、気候
社会的環境	市役所(役場)、交通の便、産業、公園、運動施設、店舗など
	近隣とのつながり(互助)
健康状態	人口動態(人口、年齢3区分の人口割合、死亡率、出生率、合計特殊出生率など)、平均寿命、健康寿命、死因順位、受療者数、がん検診受診率など
介護事業統計	要介護認定割合、要介護認定者の有病状況など
医療施設	特定機能病院、地域医療支援病院、病院、診療所など
保健施設	保健所、市町村保健センター、母子健康包括支援センター、精神保健福祉センターなど
介護施設	地域包括支援センター、介護老人保健施設、介護老人福祉施設、介護医療院、居宅サービス施設など
福祉施設	福祉事務所、児童相談所、児童福祉施設、障害者福祉施設など
訪問看護ステーション	
子育て環境	学校、保育所、学童保育など
文化的環境・風土等	

Work あなたの住む地域(住んでいた地域)は
どんなところでしょうか。特徴を調べてみましょう。

●自然環境、社会的環境、文化的環境はどのようなものでしょうか。

_____

_____

●何人かで集まり、自分の地域のよいところや課題などを話してみましょう。また、ほかの人の地域の特徴を聞き、同じ都道府県内でも少しずつ違うことを確認しましょう。

_____

_____

③ 対象：病院ではなく居宅にいる人

長期的な関係づくりが重要

地域・在宅看護の対象は、先述のように入院患者ではなく、「居宅」に暮らす人々です。居宅での暮らしは、仮の居住場所であったとしても短期的なものではないため、**ロングスパンでの関係づくりが重要になります**。

病院とは真逆の主客関係になることに注意

ではどのような関係づくりが望ましいのでしょうか。じつは、病院と居宅では医療従事者との関係性が大きく異なっています。

病院は治療の場です。人々は居宅から離れて、一時的に治療に専念することになります。その場合、関係性は**医療従事者主体**になることが多く、対象（この場合は患者と呼ぶ）は「客体」となります。客体とは主体（自らの意思に基づいて活動するもの）の意識や行動の対象であり、主体の影響を受けるものです。

一方、居宅での主体は対象（居宅にいる人）です。**病院とは逆に、訪問する医療従事者が客体**ということになります。**病院で出会う対象と、訪問先で出会う対象はまさに主客転倒**、真逆の関係性なのです[*1]。「主体は居宅にいる人であり、訪問者は主体の影響を受けるもの」、この点をしっかり理解しておきましょう。

めざすのはパートナーシップに基づく関係性

居宅にいる人（主体）の独立性、自立性は守られなければなりません。そのうえで、居宅にいる人と医療従事者の関係は、「ともに暮らす」「ともに支える」「ともに成長する」といった「**パートナーシップ**」（対等な相互関係）に基づくものである必要があります。

「パートナーシップ」は、「相互依存」という言葉に言い換えることもできるでしょう。これは単なる「依存」ではなく、**それぞれが自立しつつ、状況によってお互いに依存し合うことができる関係、そしてお互いの立場の入れ替えができる関係**を指します。双方の自立性を尊重しつつ、不足している部分を補い合う関係性——地域で暮らす人々と医療従事者との関係性はそうありたいと思います。

*1 下図のようにイメージするとわかりやすい。

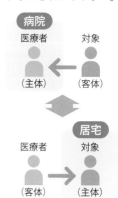

病院
医療者（主体）　←　対象（客体）

居宅
医療者（客体）　→　対象（主体）

④ 対象：あらゆる発達段階にある人

対象の発達段階に応じてさまざまな知識が必要

　地域には、あらゆる発達段階にある人が暮らしています。子ども、成人、高齢者、そして、妊産婦もいます。当然のことですが、**それぞれの発達段階・発達課題の理解は大切**です。

　そして、子どもは一般に幼稚園や学校のなかで、成人は仕事の場で多くの時間を過ごします。したがって、子どもや成人を理解しようとするときには、学校や産業の場での様子も知る必要があります。そのため、**学校保健、産業保健の活動の理解も必要**になってくるでしょう。

　一方、就学前の乳幼児や、仕事を離れた高齢者は地域や居宅で過ごす時間が長くなります。こちらに関しては、地域包括支援センターや市町村保健センター、さらには母子保健法に基づく母子健康包括支援センターの活動の理解が必要になります。

🔍 地域包括支援センター➡**p.48**

🔍 母子健康包括支援センター（子育て世代包括支援センター）➡**p.89**

❗ 発達段階と発達危機について、ほかの科目で学んだ内容を復習してみましょう。

✏ 状況的危機
たとえば、COVID-19や緊急事態宣言は状況的危機といえる。学校でのさまざまな行事、友人との会話や遊びが難しくなり、そのストレスが健康障害をもたらすことがある。

予防的視点から発達危機に対処する

　看護師に予防的視点が重要であることは第1章(p.4)で触れましたが、それぞれの発達段階における発達危機があることも理解し、学習しておきましょう。発達危機や発達上の問題は地域・在宅看護に大きくかかわってくるものです。

　なお、ほかに注意しておきたい危機として、長い人生のなかで考えられる状況的危機というものもあります（**表2**）。それらも理解したうえで、予防的視点をもって対象とかかわることも重要です。

表 2　人々に起こりやすい危機

	危機	内容
成熟の危機（発達危機）	ライフサイクルの時期の特徴を乗り越えて次のステージに向かうための危機	離乳、入学、就職、結婚、出産、定年、配偶者との死別、ほかにも思春期・更年期なども該当
状況的危機	偶発的危機	事故、病気、災害など
	社会的危機	戦争、テロ、経済危機などの社会不安、離婚、失業など

武井麻子著者代表：系統看護学講座 専門分野Ⅱ 精神看護学[1] 精神看護の基礎　第6版. 医学書院, 東京, 2021：35. を参考に作成

対象：あらゆる健康状態にある人

地域・在宅看護と公衆衛生看護

地域・在宅看護の主な対象は、入院治療などが必要な一部の人※2を除く、あらゆる健康状態にある人です。具体的には**図1**の　　部分に示す通りで、以下のようなものがあります。

●発病には至らないものの軽い症状がある「未病(みびょう)」の状態
●健康障害を抱え、地域で生活しながら外来で治療を受けている状態
●在宅医療を継続して療養生活を送っている状態
●終末期で治療のすべがなく死が避けられない状態

ただし、**健康状態がよく、集団指導や健康教育でよい健康状態が維持できる対象**については、主に公衆衛生看護(保健師役割)が担当します。

＊2 ①高度急性期・急性期医療、②回復期医療、③慢性期医療が必要な人(図1の　　)は、地域での看護の対象からは一時的に除外する。

特に期待されているのは居宅での終末期看護

先述の通り、地域・在宅看護で求められているものには、未病の状態に対する予防活動、外来における看護、在宅医療が必要な人への訪問診療・訪問看護、そしてQOL向上をめざす終末期看護の充実などがあります。このなかで、特に終末期の看護にはさらなる強化が求められています。

治療のすべのない終末期は、多くの人が「痛みは取ってもらって住み慣れた居宅で最期を迎えたい」というニーズをもっています。そのため、**ACP**(アドバンス・ケア・プランニング＝人生会議)のもとでの**居宅での看取りはこれからの重要な課題**となります。厚生労働省は、ACPを「自らが望む人生の最終段階における医療・ケアについて、前もって考え、医

図 1　地域・在宅看護の主な対象

健康な状態	未病の状態	外来治療が必要な状態	入院治療が必要な状態 ・高度急性期医療 ・急性期医療 ・回復期医療 ・慢性期医療	治療のすべがなく死が避けられない状態
			在宅医療を継続する状態	

健康障害がある状態

よい状態　　　　　　　　　　　　　　死

　　主に地域・在宅看護の対象　　　　　主に公衆衛生看護の対象

第2章　地域・在宅看護の対象の理解

1. 厚生労働省：人生の最終段階
における医療・ケアの決定プ
ロセスに関するガイドライン
（平成30年3月改訂）．2018.

療・ケアチーム等と繰り返し話し合い共有すること[1]」としてその取り組みを進めています。

6 対象：家族

最後に、重要なのが家族看護の視点です。家族は社会の最小単位であるとともに、人々の暮らしに強く影響を与えるものです。そのため、地域・在宅の看護においては欠かすことができません。個人が集まった「家族」という観点から看護を考える必要があります。家族看護については、第3章でくわしく解説します。

Column

ACPと居宅での看取り

ACP（アドバンス・ケア・プランニング）では、本人と家族が医療者などと一緒に、あらかじめ終末期を含めた今後の医療などについて話し合います。本人の意思は変化するものであるため繰り返し行うことが必要です。同時に、本人が意思決定をできなくなったときに、本人の意思を尊重して決定する人を決めておくことも重要です。

これらの話し合いや、医療・ケアについては、厚生労働省の「人生の最終段階における医療・ケアの決定プロセスに関するガイドライン」に基づいて慎重に行います。たとえば、「延命処置を希望しない」という方が居宅で倒れた状態で見つかった場合、救急車を呼んでしまうと、本人が希望しない処置が行われる場合があります。難しいことですが、こうした場合にどうするかも話し合っておき、「まずかかりつけ医に連絡する」などの方針や主な内容を文書にまとめておくとよいでしょう。「人生の最終段階をどこでどう迎えるか」は、超高齢社会のなかでの大きな課題といえます。

本人が望む終末期を
過ごしてもらうために、
終末期看護は
とても大事なんだね

地域·在宅看護に欠かせない視点とアプローチ方法

地域・在宅看護では、
予防活動の視点と家族を看護の対象とする視点が重要です。
この章では、これらに関する理論や
アプローチ方法を学習します。

❶看護師基礎教育で学びたい予防活動
❷予防活動の個別指導で活用したい理論
❸家族を対象とする看護で活用したい理論

第**3**章 | 地域・在宅看護に欠かせない視点とアプローチ方法

池西靜江

　地域・在宅看護においては、**予防活動の視点**と、**家族を看護の対象とする視点**を欠かすことができません。そしてこの2つは、地域・在宅看護のみならず、これからの看護において重要になるものといえます。本章では、この2つに対するアプローチ方法を学習していきましょう。

 1 看護師基礎教育で学びたい予防活動

　第1章では、予防活動には3つの種類があることを学習しました。従来から看護師がかかわってきた予防活動はありますが、保健指導などでは保健師の役割も重要です。では、看護師と保健師の予防活動や保健指導にはどんな違いがあるのでしょうか。それについても考えながら学習していきましょう。

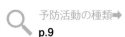 予防活動の種類➡
p.9

注目したいのはハイリスクアプローチ

　看護師がまず行う必要がある予防活動は、「異常の早期発見・早期治療」、すなわち二次予防です。**リスクの高い対象に個別指導を行ってリスクを低減する**、あるいは早期に発見し、軽症で済むように個別にかかわる活動は、看護師の一般的な活動といえます。こうした活動は、特定のハイリスク群にはたらきかける観点からはハイリスクアプローチと呼ばれます。社会集団全体にはたらきかけるポピュレーションアプローチと区別して覚えておきましょう（**表1**）。ここからは、こうしたリスクの高い対象のリスク低減を目的とした個別指導について学習していきます。

 ハイリスクアプローチ

二次予防だけでなく、何らかの疾病について高リスクである対象に関しては、疾病の予防や健康の保持増進といった一次予防の個別指導も、ハイリスクアプローチの一部として、看護師が積極的にかかわっていきたい。

表 1 ハイリスクアプローチとポピュレーションアプローチ

	ハイリスクアプローチ	ポピュレーションアプローチ
目的	高リスク群のリスク低減	集団全体のリスク低減
対象	高リスク群中心	低リスク群中心
予防	二次予防(三次予防)中心	一次予防中心
はたらきかけ	個別指導中心	集団指導中心
基礎教育	看護師・保健師基礎教育	保健師基礎教育

三次予防については他領域でも学習機会が多い

なお、リハビリテーションや合併症予防などを行う三次予防も、看護師の重要な活動です。これについては、急性期看護から回復期、退院指導、あるいは慢性期のセルフケア獲得の援助など、他の領域の看護学でも十分学習の機会があると思います。本書で学習した内容はそちらでも活用してみてください。

② 予防活動の個別指導で活用したい理論

リスクの低減をめざす個別指導において、活用すると効果的と思われる健康行動理論が3つあります。❶保健信念モデル（ヘルス・ビリーブ・モデル）、❷変化のステージモデル、❸自己効力感を活用した社会的学習理論です。

❸は成人看護学などの他領域でも学習する機会があるため割愛し、本書では❶❷を取り上げます。いずれもアセスメントに生かすことができるもので、対象に合った個別指導につなげられる有用なものです。

保健信念モデル（ヘルス・ビリーブ・モデル）

保健信念モデルは、健康信念モデルと訳されることもあります。このモデルでは、健康によいとされる行動（以下、健康行動とする）を人々がとるようになるには、以下の2つの条件が必要だと考えます。
①健康に関する脅威（危機感）を感じること
②健康行動をとることのメリットがデメリットよりも大きいと感じること

どういうことか、モデル図でみていきましょう。p.24・**図1**は、健康行動を起こす場合を簡潔に示したものです。①健康に関する脅威を感じ、②行動によるメリットとデメリットをはかりにかけ、メリットのほうが大きいと考えることで健康行動をとっています。

一方で、もし①の脅威を感じていても、②で健康行動のデメリットのほうが大きいと感じられる場合は、健康行動をとる可能性は低くなります。たとえば、「運動習慣がないまま今の生活を続けるといずれ生活習慣病になってしまう」という危機感があったとしても、「運動するのは疲れるし面倒だから」「外で走るのは危ないしジムはお金がかかるから」といったデメリットのほうが大きいと感じたら健康行動は起こさないでしょう。

また、①の健康に関する脅威（危機感）は、2つの要素がそろうことで生じるとされています。「A：このままだと病気にかかる可能性が高いという認識」（罹患性）と「B：病気にかかったら大変なことになるという認識」（重

あなたが、健康行動を起こすとき（起こしたいと思うとき）、何が障壁となっているでしょうか。p.24・図1にあてはめて具体的に考えてみましょう。

図 1　簡易的な保健信念モデル（健康行動が期待できる場合）

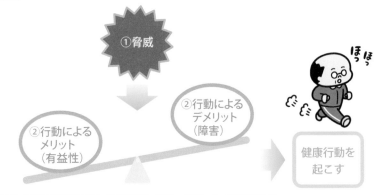

松本千明：健康行動理論の基礎．医歯薬出版，東京，2002：1．を参考に作成

図 2　保健信念モデル（健康行動が期待できる場合）

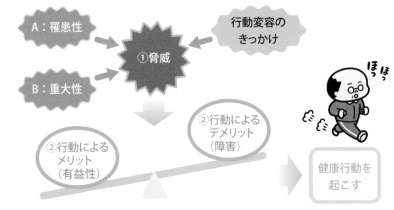

松本千明：健康行動理論の基礎．医歯薬出版，東京，2002：5．を参考に作成

大性)です。たとえば、真夏の夜に強い冷房をかけたまま寝てしまうとかぜをひいてしまう（Aあり）と思っていても、かぜくらいならたいしたことはない（Bなし）、と感じているなら脅威は感じられません。逆に、心不全になったら大変だ（Bあり）と思っていても、今の自分は心不全になりそうにもない（Aなし）と感じていれば脅威は感じられないのです。

　そして、もう1つ、何らかの症状を感じたり、病気や健康に関する情報を得たりといった「行動変容のきっかけ」も健康に関する脅威の認識に影響するとされています。これらをふまえて、図1をよりくわしくしたものが**図2**になります。

　以上から、①健康に対する脅威の有無（程度）、②行動によるメリット（有益性）とデメリット（障害）の大きさをアセスメントすることで、対象の健康行動への障壁を分析することができます。これによって対象への効果的なはたらきかけを考えることができ、個別的な予防活動が行えるでしょう。

　以下では、事例を通して具体的に考えてみましょう。

事 例

　喫煙歴28年（1日20本程度）のAさん（48歳・男性）。週1回、日曜日の夕方に会社の仲間とテニスを楽しんでいるが、最近ラリーが長く続くと息切れを自覚するようになった。

　また、健康診断で、喫煙は肺がんや慢性閉塞性肺疾患（COPD）などにつながるうえ、喫煙歴が長いとそのリスクは高いということを聞き、少し心配になっている。だが、仕事のストレスでついつい喫煙をしてしまうという。

図 3　Aさんの保健信念モデル

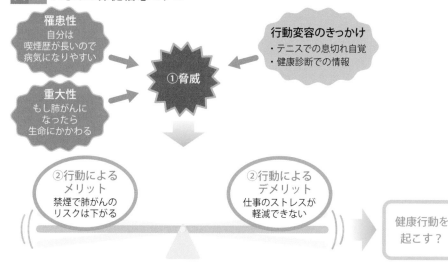

松本千明：健康行動理論の基礎. 医歯薬出版，東京，2002：5. を参考に作成

Work　図3はAさんの保健信念モデルです。
　　　　Aさんの場合の介入について考えてみましょう。

●Aさんの脅威の認識についてまとめてみましょう。

●行動によるメリットとデメリットをふまえると、Aさんはこのあと健康行動（禁煙）を起こすでしょうか。健康行動を起こさないと考える場合は、どこに介入（指導）するとよいか考えてみましょう。

Aさんは、健康診断で罹患性と重大性を認識しており、①健康にかかわる脅威はあると判断できます。しかし、このままでは行動によるメリットがデメリットを上回らず、健康行動につなげることができないかもしれません。そこでどこに介入(指導)すればよいかをアセスメントしましょう。

　Aさんは、行動によるメリットは自覚できていると考えられるので、デメリットを少なくする方法を考えてみます。Aさんは仕事のストレスが喫煙につながってしまっているので、喫煙以外の方法でストレス軽減ができないかを一緒に考えてみるとよいでしょう。趣味のテニスについて話を聞くなかでも、何らかのヒントが得られるかもしれません。

変化のステージモデル

　予防活動の個別指導に活用したい理論の2つめは、変化のステージモデルです。このモデルでは、人の行動が変容し、それが維持される過程で5つのステージ(時期)があると考えます(**表2**)。対象がその5つのステージ(時期)のどこに該当するかをアセスメントすることで、ステージに応じた適切な介入(指導)を考えることができます。

　ステージに応じた介入については、めやすとなるものが示されています(**図4**)。これを参考にすることで、変化のステージモデルに基づいた効果的な介入が可能になります。

　以下では、事例を通して具体的に考えてみましょう。この事例は三次予防の事例です。

　Bさん(62歳・女性)。55歳ごろから肥満(身長155cm、体重62kg、BMI 25.8)。3年前に変形性膝関節症と診断され、痛みが強いときは受診して鎮痛剤をもらっていた(ときには関節内注射での鎮痛も行った)。

　ここ数日疼痛が強く、受診すると、医師から「体重をまず5kgは落としてください。そのうえで痛みが少し軽減したら、太ももの筋肉をつけるために歩きましょう。このままだと手術をしないといけませんよ」と言われた。手術は避けたいと思うBさんは、「明日からでも食事を減らして、痛みがましになったら、毎朝涼しいうちに歩きます」という。

表 2　変化のステージモデルの5つのステージ（時期）

無関心期	6か月以内に行動を変容するつもりがない時期
関心期	1〜6か月以内に行動を変容するつもりがある時期
準備期	1か月以内に行動を変容するつもりがある時期
行動期	行動変容して6か月未満の時期
維持期	行動変容して6か月以上経過した時期

※無関心期から段階的に維持期へと至るが、順調に進むとは限らず、元のステージに戻る場合もある。

図 4　各ステージ（時期）における対象へのはたらきかけの例

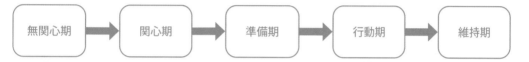

| 無関心期 | 関心期 | 準備期 | 行動期 | 維持期 |

● 行動変容の必要性を自覚してもらう
● 知識や情報を提供し、行動変容のメリットを伝える
● 行動変容に対する不安や戸惑いなどの感情や考えを話してもらう

● 行動変容が自分に及ぼす影響を再評価してもらい、行動変容に自信がもてるように助言する
● 必要な情報提供を続けつつ、障害になっていることを話し合って解決の方向を探る

● 行動変容を決意し、周囲に表明してもらう
● 行動目標を具体化し、話し合って実現可能な行動計画を立てる

● 行動変容の気持ちが揺るがないように支援する
● 行動に伴う成果を自己モニタリングし、行動を強化する
● 社会資源を活用する

● 再発防止のため、問題行動のきっかけになる刺激を遠ざける
● 成果を自己モニタリングするなど、健康行動の継続ができるような刺激を増やす
● 社会資源を活用したり、周りの人の支援体制を整える

松本千明：健康行動理論の基礎. 医歯薬出版，東京，2002：30-31. を参考に作成

Work　Bさんに変化のステージモデルを当てはめ、介入（指導）を考えてみましょう。

● Bさんのステージはどの時期になるでしょうか。

期

● Bさんのステージであれば、どんな介入（指導）が効果的か考えてみましょう。

Bさんの「明日からでも食事を減らす」という発言から、Bさんは準備期に該当すると考えられます。準備期であれば、具体的な目標設定を行い、行動計画を立てることが効果的です。Bさんの食生活や運動習慣などの情報を把握して、まずは1か月の体重減少の目標を設定しましょう。その後、食事療法や運動療法について、Bさんと一緒に行動計画を立てることが有効であると思われます。

ここまで、2つの理論を紹介してきました。看護師になるみなさんには、特に地域・在宅看護では、このような理論を用いつつ対象に適切な個別指導を行う能力が求められています。

Bさんが食事療法と運動療法を始めて3か月経過したとき、再び介入（指導）の機会がありました。どんなことを行うのが効果的か考えてみましょう。

家族
フリードマンによると、「絆を共有し、情緒的な親密さによって結びついた、しかも、家族であると自覚している2人以上の成員である」と定義される。

③ 家族を対象とする看護で活用したい理論

先述のように、地域・在宅看護では、「暮らし」の単位である**家族を看護の対象とする**視点も欠かせません。ここでは、地域・在宅看護の実践に活用したい理論を家族看護学から紹介します。

家族看護学で学ぶ理論では、❶家族発達理論、❷家族システム理論、❸家族ストレス対処理論などが活用しやすいと思われますが、本書では❶❷の2つを取り上げます。理論を学ぶなかで、**個人ではなく家族を看護の対象とする**、ということを理解し、実践で活用していきましょう。

家族発達理論

家族発達理論（家族周期説）は、個人にも発達段階・発達課題があるように、**家族にも発達段階・発達課題がある**、というものです。家族は結婚によって誕生し、子どもの成長とともに発達して、死別・離別によって消滅する——この各段階ごとに達成すべき発達課題があると家族発達理論では考えます。

家族発達理論にはいくつかあります。たとえばカーターとマクゴルドリックは「結婚前—結婚—出産—子育て—子の独立—老後と死別」という6段階で家族の周期を示しており、デュバルは8段階で家族ライフサイクルを示しています（**表3**）。対象となる家族がどのライフサイクルにあるかを確認し、その発達課題が達成できるよう、必要に応じて看護師がかかわるというものです。

近年、家族のスタイルは多様化しており、結婚をしない場合や子どもがいない場合、離婚した場合も珍しいケースではありません。そのため、この家族ライフサイクルはあくまで1つの参考とするのがよいでしょう。とはいえ、家族を発達段階でとらえる視点は実践でも活用しやすい有用なものです。身近な例についても考えてみましょう。

表 3 デュバル（Duvall）の8段階の家族ライフサイクルと対応する主な発達課題

段階	ライフサイクル	主な発達課題
第一段階	家族の誕生（結婚）	●新しい生活様式の確立 ●拡大家族と夫婦関係の調整・確立 ●家族計画を立てる
第二段階	出産家族（年長児が生後30か月になるまで）	●親役割の獲得・発展 ●家族システムの再構築
第三段階	学齢前期の子どもをもつ家族	●家族員の増加に伴う親役割の負担の増加 ●子どもの安全確保
第四段階	学童期の子どもをもつ家族	●子どもの学業支援 ●円満な家族関係維持
第五段階	10代の子どもをもつ家族	●子どもの解き放ち
第六段階	新たな出発の時期にある家族（末子が巣立つまで）	●子どもの独立支援 ●夫婦関係の再構築・発展
第七段階	中年家族（退職まで）	●健康な環境づくり ●老いた両親・子どもとの有意義な関係構築 ●夫婦関係を強固に
第八段階	退職後の高齢者家族（配偶者の死まで）	●満足できる生活の維持 ●配偶者の喪失に適応 ●家族の絆を統合・維持

Marilyn M. Friedman 著，野嶋佐由美 監訳：家族看護学—理論とアセスメント．へるす出版，東京，1993：81．を参考に作成

Work あなたの家族のライフサイクルと発達課題について、表3と対応させて考えてみましょう。

●あなたの家族のライフサイクルはどれになるでしょうか。

●そのライフサイクルにおける発達課題は何でしょうか。自分の言葉で表現してみましょう。

第3章 地域・在宅看護に欠かせない視点とアプローチ方法

家族システム理論

　家族システム理論は、ベルタランフィの一般システム理論等を応用して開発されたもので、何人かの個人が相互に関連し合って形成されるシステムとして家族をとらえるものです。家族という全体的なシステムの中に、「夫婦」「親子」「兄弟」といったサブシステムも存在し、さらにそれを形成する個人がいるという構造です。

　この理論では、健康的な家族システムの条件や介入方法を考えることができます。重要な部分の概要をまとめたものが**表4**になります。

　このような、家族システムという視点で家族を理解し、アセスメントするためには、ジェノグラムとエコマップを書いてみるとよいでしょう。ジェノグラム（**図5**）は家族成員を記号化し、死別、同居、別居、あるいは血縁、姻戚などを明らかにして人間関係を図に示すものです。さまざまな書き方がありますが、一般に男性は□、女性は○、死別は■や●で表し、同居家族は枠の中に入れるなどして区別します。長い経過のなかでは変化する場合もあることに留意します。

　エコマップは、家族関係および外部のシステムとの関係性をネットワークとして表すものです。友好な関係は実線で、疎遠な関係は点線で、不仲の関係はジグザク線で書いて区別し、関係が視覚化できるようにします。筆者はジェノグラムとエコマップを合わせて、「ジェノグラム＆エコマップ」として表すと家族のシステムがみえやすいと考えています（**図6**）。

表 4　家族システム理論のキーワード

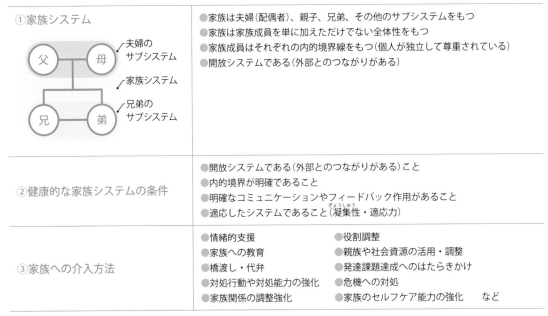

①家族システム	●家族は夫婦（配偶者）、親子、兄弟、その他のサブシステムをもつ ●家族は家族成員を単に加えただけでない全体性をもつ ●家族成員はそれぞれの内的境界線をもつ（個人が独立して尊重されている） ●開放システムである（外部とのつながりがある）
②健康的な家族システムの条件	●開放システムである（外部とのつながりがある）こと ●内的境界が明確であること ●明確なコミュニケーションやフィードバック作用があること ●適応したシステムであること（凝集性・適応力）
③家族への介入方法	●情緒的支援　　●役割調整 ●家族への教育　　●親族や社会資源の活用・調整 ●橋渡し・代弁　　●発達課題達成へのはたらきかけ ●対処行動や対処能力の強化　　●危機への対処 ●家族関係の調整強化　　●家族のセルフケア能力の強化　　　など

Marilyn M. Friedman 著，野嶋佐由美 監訳：家族看護学―理論とアセスメント．へるす出版，東京，1993．を参考に作成

図 5 ジェノグラムの例（母〈本人〉、子、子の妻、孫2人の場合）

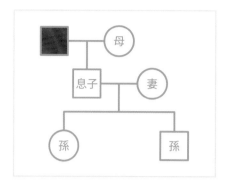

図 6 ジェノグラム＆エコマップの例（同居は夫、妻、子2人の場合）

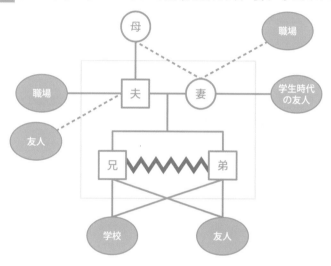

　以上のようにして家族をシステムとしてとらえたら、健康的に機能しているかをアセスメントします（**表4-②**）。うまくコミュニケーションがとれていないサブシステムなどに注意しましょう。たとえば**図6**では、兄と弟の仲が悪い状況です（兄弟のサブシステムが不良）。それぞれ親との関係は良好なので（親子のサブシステムは良好）、家族システムがうまくいっていない場合は兄弟のサブシステムに注目するのがよいでしょう。

　介入すべきところが決まったら、介入方法を選択します（**表4-③**）。なかでも行う機会が多いのは、家族の話をよく聞いてご苦労を労うこと（**情緒的支援**）や、家族の思いを家族の別の人に伝えること（**橋渡し・代弁**）などです。また、家族の中で1人に役割が偏っている場合はその調整を行うこともあります（役割調整）。一方で、家族内では問題解決が困難な場合も多くあり、その場合は親族に協力を求めたり、社会資源を活用したりといった方法を検討します。いずれの場合も、**あくまで中立的な立場でかかわることを心がけましょう**。

　Cさんの家族の事例を通して具体的に考えてみましょう。この事例の「ジェノグラム＆エコマップ」はp.32・**図7**です。

事例

　あなたはCさん(78歳・女性)を担当する訪問看護師で、週1回訪問看護を行っている。Cさんは、息子夫婦と2人の孫の計5人で暮らしている。脳梗塞で片麻痺と嚥下障害、構音障害の後遺症があり、ほとんどベッド上で臥床している。そのためおむつを着用し、食事は息子の妻(Dさん)が一部介助している。週3回のデイサービスに行くときは、介助によって車いすに移乗している。

　専業主婦のDさんは家事全般と並行し、精一杯努力してCさんの介護を行っているが、その理由は夫に認められたいという思いだけであった。Cさんとの仲は結婚以来悪く、犬猿の仲である。孫2人は母親(Dさん)の気持ちがわかるのか、祖母(Cさん)には冷たく、ほとんどかかわろうとしない。Cさんは自分の体が思うようにならないときは、怒りをDさんに向けて発散している。

　ある日、Cさんが介護の仕方が気に入らないとDさんに言ってけんかになった。そのことを、Dさんは仕事から帰った夫に伝えると、「介護の仕方を勉強したらどうか」という。Dさんはそれにがまんできず夫婦げんかに至った。訪問看護時に、Dさんは涙を流しながらこのことを話し、「もう家を出たい」ともいう。

図 7　Cさんの家族のジェノグラム＆エコマップ

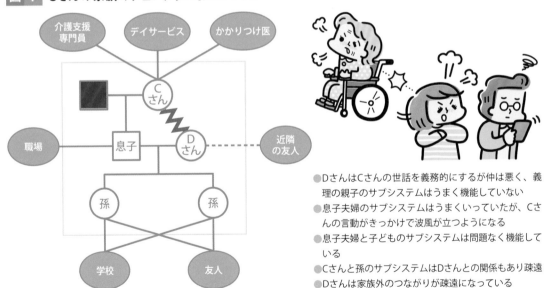

● DさんはCさんの世話を義務的にするが仲は悪く、義理の親子のサブシステムはうまく機能していない
● 息子夫婦のサブシステムはうまくいっていたが、Cさんの言動がきっかけで波風が立つようになる
● 息子夫婦と子どものサブシステムは問題なく機能している
● Cさんと孫のサブシステムはDさんとの関係もあり疎遠
● Dさんは家族外のつながりが疎遠になっている

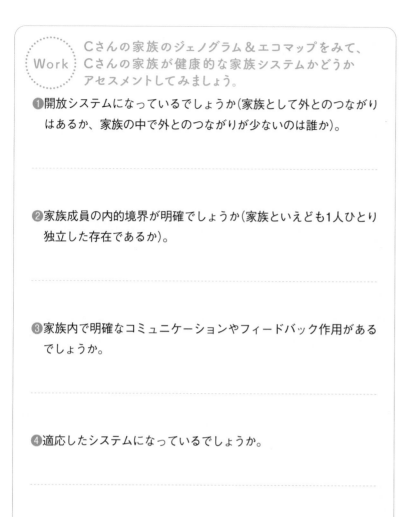

Cさんとの家族のジェノグラム＆エコマップをみて、Cさんの家族が健康的な家族システムかどうかアセスメントしてみましょう。

❶ 開放システムになっているでしょうか（家族として外とのつながりはあるか、家族の中で外とのつながりが少ないのは誰か）。

❷ 家族成員の内的境界が明確でしょうか（家族といえども1人ひとり独立した存在であるか）。

❸ 家族内で明確なコミュニケーションやフィードバック作用があるでしょうか。

❹ 適応したシステムになっているでしょうか。

　CさんとDさんの、義理の親子（嫁姑）のサブシステムの不良から、夫婦のサブシステムも悪化してしまった事例です。どこに介入すべきか、アセスメントしていきましょう。以下はワークの解答例になります。

　❶ 開放システムといえます。ただ、家族としては閉鎖しているわけではありませんが、家族成員を個別にみると、Dさんが外部とのつながりが少ない状況です。Cさんの介護もあってか、近隣の友人とも疎遠になっています。

　❷ 家族成員の内的境界はおおむね明確です。それぞれ独立した部分があり、大きな問題はなさそうですが、Dさんの夫への依存は少し気になります。もう少し情報収集が必要かもしれません。

　❸ 明確な**コミュニケーションやフィードバック作用は不十分**と考えられます。CさんとDさんの関係において、一方的にDさんが世話をしており、コミュニケーションが不十分です。Cさんからのフィードバックは効果的ではなく、敵対する状況になっています。また、夫婦間のコミュニケーションの不足もいえるでしょう。難しいですが、少し

でも改善が必要なところです。

❹適応したシステムにはなっていないと考えられます。Cさんの病気・療養ということ対して、**Dさんに負担が**集中してしまい、他の家族成員が凝集力をもってかかわっている様子はありません。家族成員が役割を分担して、凝集力をもってこの事態に適応していく必要があります。

以上のことから、Dさんに負担が集中しており、Cさんとのコミュニケーションもうまくいっていない状況がわかります。Dさんが外部とのつながりがもちにくい状況も気になるため、まずはDさんの心身の負担を軽減していくことが必要だと考えます。介入については、以下のようなものが考えられます。

● 「情緒的支援」として、訪問時、Dさんの話を傾聴する。

● 「橋渡し・代弁」として、Dさんが望むなら夫（Cさんの息子）と面談し、Dさんのがんばりや気持ちが認められるようにはたらきかける。

● 「家族関係の調整強化」として、Dさんと相談して、Cさんへの声かけやケアの手伝いを孫（Dさんの子）に提案してみる。

● 「社会資源の活用」として、デイサービスの回数・時間を増やすよう調整する。また、Dさんのレスパイトケアのため、施設への短期入所をCさんに提案してみる。

ここまで家族をシステムとしてみる理論を学んできました。個人だけをみて考えるのではなく、家族という塊（かたまり）でケアを考えることで、アプローチが変わってきます。Cさんの事例は、Cさんだけをみていたら見逃してしまう問題です。しかし、家族全体を考えたとき、息子の妻であるDさんの心身の健康に問題が生じたら家族生活は破綻しかねませんし、Cさんも自宅療養の継続は困難になるでしょう。

看護師が「暮らし」を支えるために必要なのは、臨床判断や医療行為だけではありません。家族をひとつの単位としてとらえ、対象が健康に暮らせるような看護を考えていきましょう。

レスパイトケア
短期入院や施設への短期入所といった社会資源を活用し、家族（介護者）が療養者から一時的に離れる時間を確保できるようにするもの。

家族全体をみることで「暮らし」がよくわかるんだね

第 **4** 章

地域・在宅看護が
かかわる
主な法・制度・施策

地域での暮らしや療養にかかわる
法・制度・施策は多岐にわたります。
そのなかで、ここだけはおさえたい
基本的なものをみていきましょう。

❶ 社会保障制度　　❼ 生活保護
❷ 医療保険制度　　❽ 権利保障
❸ 介護保険制度　　❾ 障害者(児)福祉
❹ 地域支援事業　　❿ 各種保健
❺ 訪問看護　　　　　（母子、学校、産業、成人）
❻ その他の保険

地域・在宅看護がかかわる主な法・制度・施策

冨安恵子

表 1 ライフステージと対応する主な法・制度

ライフステージ		誕生		就学	
発達段階		胎児/乳児期	幼児期	学童期	思春期
主な健康課題		発達支援 育児支援 虐待	発達支援 感染症 育児支援 安全な環境 虐待	感染症 学習支援 性教育 肥満 虐待	
社会保険	医療保険(p.38)			国民健康保険法、健康保険法、船員保険法、	
	介護保険(p.41)				
	年金保険(p.51)				
	雇用保険(p.51)				
	労災保険(p.52)				
生活保護(p.52)		生活保護法			
権利保障	虐待の防止(p.53)	児童虐待防止法、配偶者暴力防止法、障害者虐待防止法、高齢者虐待防止法			
	成年後見制度(p.53)				
障害者（児）福祉(p.55)		障害者総合支援法（介護給付・訓練等給付・自立支援医療・相談支援・補装具など） ※身体障害、知的障害、精神障害（発達障害を含む）、難病が対象			
		児童福祉法（障害児通所支援、障害児入所支援）			
		医療的ケア児支援法			
各種保健	母子保健(p.57)	母子保健法（母子健康手帳の交付、妊婦健診、乳幼児健診、保健指導など）			
		児童福祉法（乳児全戸訪問事業など）			
	学校保健(p.58)			学校保健安全法（児童・生徒の健康診断、臨時休業、	
	産業保健(p.58)				
	成人保健(p.59)				

くわしくは各ページで解説しています

これまでみてきたように、地域・在宅看護で対象とするのは地域に暮らすすべての人々です。健康レベル、発達段階もさまざまですが、**それぞれがその人らしく生活できるよう、数々の法律や制度、施策が関係しています。**私たち看護職は、そうした法・制度・施策を理解して活用する必要があります。

関連する法・制度・施策は、保健・医療や社会福祉をはじめとして、個人のライフステージ全般にわたってさまざまなものがあります。ロードマップとして、本書で取り上げるものを一覧できるよう**表1**にまとめました。ライフステージに沿って人々が安定した生活を送れるよう、重層的に整えられていることがわかるでしょう。

18歳　20歳		就業		退職後		
青年期		壮年期	向老期	老年初期	老年中期	老年後期
性感染症 自殺		生活習慣病 自殺 がん 精神保健		老化、うつ、老年症候群、認知症		
					寝たきり、転倒、転落、虐待	

各共済組合法　※74歳まで

高齢者医療確保法
（後期高齢者医療制度）
※75歳から加入

介護保険法　※40歳から加入

国民年金法・厚生年金保険法　※20歳から加入

雇用保険法

労働者災害補償保険法（労災保険）

法定後見制度（後見・保佐・補助）、任意後見制度

訪問看護（p.49）は医療保険または介護保険で利用可能

出席停止）

職員の健康診断

労働基準法、労働安全衛生法

高齢者医療確保法（特定健診・特定保健指導）　※40〜74歳

社会保障制度審議会

平成13（2001）年の省庁再編に伴い、内閣府経済財政諮問会議に統合された。

社会保険

日ごろから健康でも、傷病、死亡、失業などによって生活に困難をきたすことがあるかもしれない。そのような個人（被保険者）だけでは負担できないリスクに対して、みなでお金（保険料）を拠出し（出し合い）、いざというときにそのお金を管理していた者（保険者）がお金を支払うこと（保険給付）が、社会保険の原理である。

① 社会保障制度

　社会保障制度とは、日本国憲法第25条に基づき、**国民の最低限度の生活（生存権）を保障する公的な制度の総称**です。社会保障制度は従来、社会保障制度審議会が「狭義の社会保障」とした4分野（**社会保険、公的扶助、社会福祉、公衆衛生**）から成り立つと考えるのが一般的です。社会保険には**医療保険、介護保険**、年金保険、雇用保険、労災保険（労働者災害補償保険）の5つがあります。

　本章ではまず、社会保険のなかでも看護師が特にかかわることの多い医療保険、そして介護保険をみていきましょう。

② 医療保険制度

　「この方の保険は？」「何割負担？」——そう聞かれてとまどったことはないでしょうか。原則すべての国民が何かしらの医療保険に加入している（**国民皆保険**）にもかかわらず、制度としてはなかなか理解しにくいというのが現状でしょう。

　医療保険は出生前から死亡まで、すべてのライフステージの健康を支えるものです。対象が何の保険で医療を受けているのか、自己負担は何割か、といった基本的なことはもちろん、対象がそうした状況をどのように受け止めているか理解することも重要です。

　ここではまず医療保険の概要を学び、その後医療保険の詳細についてみていきましょう。

医療保険：傷病時に少ない自己負担で医療サービス（給付）を受けられる

　医療保険は、被保険者（加入者）が所得等に応じた保険料を保険者に納めることで、**傷病の際に保険者から給付を受ける制度**です。給付は主に現物給付で、基本3割の自己負担で必要な医療サービスを受けられます（**図1**）。給付についてはあとでくわしくみていきます。

　医療保険は**被用者保険、国民健康保険、後期高齢者医療制度**の3つの制度に大別されます。被用者保険には企業などに雇われている人とその扶養家族が加入し、国民健康保険には被用者保険の適用を受けない自営業者などが加入します。さらにくわしく分類すると、**表2**のようになります。

あなたはどの医療保険に加入しているでしょうか。考えてみましょう。

図1 医療保険で医療サービスを受けるしくみ

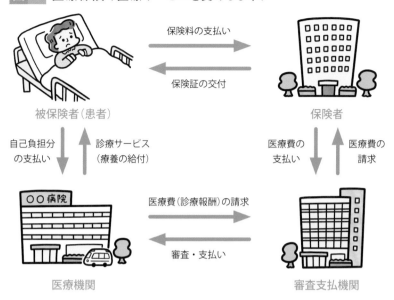

保険料の支払い →

保険証の交付 ←

被保険者（患者）

保険者

自己負担分の支払い　診療サービス（療養の給付）

医療費の支払い　医療費の請求

医療機関

医療費（診療報酬）の請求 →

審査・支払い ←

審査支払機関

表2 医療保険の種類

種類		被保険者	保険者	根拠法
被用者保険	健康保険	主に中小企業の被雇用者とその家族	全国健康保険協会（協会けんぽ）	健康保険法
		主に大企業の被雇用者とその家族	健康保険組合	
	船員保険	船員とその家族	全国健康保険協会（協会けんぽ）	船員保険法
	共済保険	公務員、私立学校教職員とその家族	各共済組合	各共済組合法
国民健康保険		特定職種（医師、弁護士、農業者、酒屋など）の自営業者	国民健康保険組合	国民健康保険法
		上記以外の一般住民	都道府県、市町村、特別区	
後期高齢者医療制度		75歳以上の者および65〜74歳で一定の障害がある者	後期高齢者医療広域連合	高齢者医療確保法

後期高齢者医療制度：75歳以上の者が加入する医療制度

　後期高齢者医療制度には、後期高齢者（75歳以上の者および65〜74歳で一定の障害がある者）が、それまで加入していた医療保険に代わって加入します。給付についてはほかの医療保険制度とほとんど同じで、**自己負担額は1割**（現役並み所得者は3割）とされています[*1]。2008（平成20）年に制定された高齢者の医療の確保に関する法律（高齢者医療確保法）に基づき、**後期高齢者医療広域連合**を運営主体として実施されています。

　2008年以前は老人保健法のもと、高齢者の多くは医療保険加入者の扶養家族として、自ら保険料を負担しなくてよい場合が多くありました。

［*1］令和4（2022）年度後半から、現在1割負担の者のうち、一定の所得基準を満たす者は2割負担となることが令和2年12月に閣議決定された。

 後期高齢者医療広域連合

都道府県ごとに、すべての市町村が加入する地方公共団体で、自治体の区域を超えて行うべき後期高齢者医療事務を行う。

しかし、高齢化が急速に進展し、高齢者の医療費が増え続けるなかで、高齢者にも自己負担が求められるようになっています。現在、後期高齢者医療制度の費用（自己負担額を除く）は、約5割が公費、約4割が後期高齢者支援金（若年者の保険料）、**約1割が高齢者の保険料**となっています。

医療保険における給付には「現金給付」もある

先述の通り、医療保険の給付は主に現物給付（特に**療養の給付**）です（**表3**）。図1でも示したように、必要時に医療サービスを受け、自己負担分（基本3割）を支払い、自己負担分以外の医療費はあとで保険者から医療機関に支払われる、というのが基本的なしくみになります。なお、正常分娩、予防接種、健康診断、人間ドック、介護サービスなどは療養の給付の対象にはなりません。

また、現物給付のほかに、一部現金給付もあります。通常の出産は現物給付の対象にはなりませんが、出産育児一時金や出産手当金などの現金給付を受けることができます。

❗ なぜ現金給付ではなく現物給付が中心なのでしょうか。病気でかかりつけの病院を受診したときを例に考えてみましょう。

🔍 訪問看護と各保険の関係➡**p.49**

表 3 主な医療保険の給付

給付の種類	主な内容	給付の種類
療養の給付	対象は診察、薬剤または治療材料の支給、処置、手術その他の治療、在宅での管理、病院・診療所への入院、看護など	現物給付
訪問看護療養費	訪問看護サービスを受けた者に給付される	現物給付
入院時食事療養費	入院時の食事療養費のうち「標準負担額」を除いた額が給付される	主に現物給付
入院時生活療養費	療養病床に入院する65歳以上の者に対する食費・居住費のうち「標準負担額」を除いた額が給付される	主に現物給付
高額療養費	重い病気や長期にわたる入院などにより、同一の月の医療費が高額となった場合、一定の金額（自己負担限度額）を超えた分が給付される	主に現金給付
傷病手当金[※1]	病気やけがのために仕事を休み、給与を得られない場合、1年6か月間を限度として支給される	現金給付（給与日額の2/3相当）
出産育児一時金[※2]（または家族出産育児一時金）	被保険者およびその扶養者が出産した場合に支給される	現金給付（1児につき42万円）
出産手当金[※1]	被保険者が出産のために仕事を休み、給与を得られない場合、出産前42日から出産後56日まで支給される	現金給付（給与日額の2/3相当）
埋葬料（または葬祭費）	被保険者が死亡した場合、家族または埋葬を行った者に埋葬料が支給される。被扶養者の家族が死亡したときは、被保険者に家族埋葬料が支給される	現金給付（約5万円）

※1　国民健康保険、後期高齢者医療制度では任意給付である（適用は保険者による）。
※2　後期高齢者医療制度ではこの給付は行われない。

表 4 　医療費（療養の給付）の自己負担を軽減する主な制度

制度	内容	申請先
特定医療費助成制度 （指定難病医療費助成制度）	指定難病338疾患（2021年11月現在）について、治療の自己負担を軽減する	都道府県・指定都市の窓口
小児慢性特定疾病医療費助成制度	子どもの難病治療の自己負担を軽減する	都道府県・指定都市などの窓口（自治体によって異なる）
自立支援医療 （精神通院医療、更生医療、育成医療）	心身の障害を軽減するための治療の自己負担を軽減する	市区町村の窓口
特定疾病療養費	人工透析や血友病などの長期療養の自己負担を軽減する	医療保険の保険者
未熟児養育医療	低出生体重児の医療費の自己負担を軽減する	市区町村の窓口
感染症医療費助成	国が法で定めた感染症に対する医療費の減免や軽減を行う	住所地の保健所
重度心身障害者医療費助成※	重度の障害がある人の医療費の自己負担を軽減する	市区町村の窓口
乳幼児（子ども）医療費助成※	子どもの医療費の自己負担を軽減する（自治体により対象年齢が異なる）	市区町村の窓口
ひとり親家庭等医療費助成※	ひとり親家庭の医療費の自己負担を軽減する	市区町村の窓口
特定不妊治療費助成※	不妊に悩む夫婦の、特定の治療に対する自己負担を軽減する	都道府県・指定都市・中核市の窓口

※自治体によって実施の有無や助成の内容が異なる。

医療費の自己負担は軽くなる場合がある

　先述の通り、**医療費の自己負担割合は原則3割**ですが、年齢によって多少変化します。さらにこのほかに、特定の場合に自己負担を軽減する制度があることにも留意しましょう（**表4**）。看護師は、対象がどんな制度を受けているか知ることはもちろん、申請可能な制度についても知っておき、情報提供を行う役割も求められます。

医療費の自己負担割合

小学校就学前の者は2割。70〜74歳の一般の者も2割である。ただし、70歳以上の現役並み所得者は3割負担となる。

 3 介護保険制度

社会の変化に対応すべくできた制度

　介護保険制度は、2000（平成12）年に介護保険法に基づき創設されました。医療保険、年金保険、労災保険、雇用保険に続く、5番目の社会保険制度です。

　背景には、高齢化の進展に伴う要介護者の増加などによる**介護ニーズの増大**や、核家族化の進行・介護期間の長期化などによる**家族介護の限**

第4章

地域・在宅看護がかかわる主な法・制度・施策

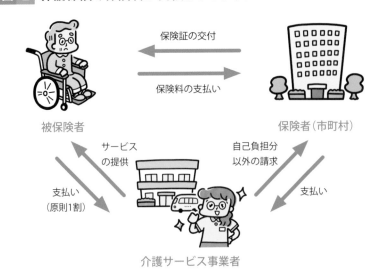

図 2 介護保険で保険料が支払われるしくみ

保険証の交付

保険料の支払い

被保険者

保険者（市町村）

サービス
の提供

自己負担分
以外の請求

支払い
（原則1割）

支払い

介護サービス事業者

界などがあります。従来の老人福祉・老人医療による対応ではこれらに対処できなかったため、**高齢者の介護を社会全体で支え合うしくみとして**介護保険制度が創設されたのです。

　介護保険制度は、対象がその人らしい生活を送ることができるよう、**高齢者の自立支援**を基本理念としています。また、予防重視・在宅優先のもと、利用者がさまざまな介護保険サービスのなかから自分に合ったものを選べるようになっています。

介護保険：要介護・要支援になったときに少ない自己負担で介護サービスを受けられる

　まずはおおまかに理解しましょう。介護保険は、40歳以上のすべての国民が加入し、被保険者となります。被保険者は介護保険料を保険者（市町村および特別区）に納めることで、**被保険者が要支援または要介護になった場合に**、**少ない自己負担で介護サービスを受けられます**（**図2**）。その際、自己負担を除く介護サービスの費用は保険者が支払います。

　しかし、サービス利用者の増加に伴い、必要な介護サービスの費用が増大したため、介護サービスの自己負担割合にも影響が出てきています。自己負担割合は、制度創設時から原則1割ですが、介護保険法の改正により、一定以上の所得がある第1号被保険者については2割負担（平成27年8月から）、特に所得の高い人は3割負担となっています（平成30年8月から）。

> ✏ 保険者の財源
> 　保険者（市町村・特別区）の財源は、約50%が被保険者から集められた介護保険料で、残りの財源は公費（国が25%、都道府県と市町村が12.5%ずつ負担）。

2種類の被保険者

介護保険の被保険者は、65歳以上の**第1号被保険者**と、40歳以上65歳未満の医療保険加入者である**第2号被保険者**の2種類に分けられます（**表5**）。いずれも保険料を納めますが、要介護・要支援になったときに**介護保険サービスを受けられるのは基本的に第1号被保険者**です。第2号被保険者でサービスを受けられるのは、老化に起因する**特定疾病**によって支援・介護が必要な者のみとなります。

要介護・要支援認定の流れ

被保険者が介護保険の給付を受けるためには、保険者（市町村または特別区）から要介護・要支援の認定を受ける必要があります。認定は、①**市町村（または特別区）に相談・申請→②市町村による調査等→③介護認定審査会の審査・判定→④認定と被保険者への通知**、という流れで進められます（p.44・**図3**）。

市町村は、申請を受け付け後、被保険者の心身の状況調査を行い、その結果や主治医の意見（主治医意見書）などを介護認定審査会に通知します。その後、介護認定審査会の判定に従い、申請から原則30日以内に認定を行います。

認定の有効期間は初回認定では原則6か月で、その都度更新を申請する必要があります。また、介護認定の結果に不服があるときは、都道府県に設置された介護保険審査会に審査請求をすることができます。

なお、認定を受けられなかった場合でも、市町村の地域支援事業を利用することは可能です。

表 5 介護保険の被保険者

	第1号被保険者	第2号被保険者
対象者	65歳以上の者	40歳以上65歳未満の医療保険加入者
受給要件	●要介護状態 ●要支援状態	要介護（要支援）状態のうち、老化に起因する特定疾病によるもの
保険料負担	市町村・特別区が徴収（原則、年金から天引き）	医療保険者が医療保険の保険料と一緒に徴収

特定疾病
第2号被保険者の受給要件となる疾病は以下の通り。がん末期、関節リウマチ、筋萎縮性側索硬化症、後縦靱帯骨化症、骨折を伴う骨粗鬆症、初老期における認知症、パーキンソン病関連疾患、脊髄小脳変性症、脊柱管狭窄症、早老症、多系統萎縮症、糖尿病性神経障害、糖尿病性腎症および糖尿病性網膜症、脳血管疾患、閉塞性動脈硬化症、慢性閉塞性肺疾患、両側の膝関節または股関節に著しい変形を伴う変形性関節症。

介護認定審査会
市町村の附属機関として設置され、要介護者等の保健、医療、福祉に関する学識経験者によって構成される機関。委員の定数は5人を標準とし、任期は2年で、再任も可能。

認定の有効期間
更新後の認定は原則12か月まで有効。なお、認定期間内に心身の状態が変化した場合、認定の区分変更を申請することができる。

地域支援事業➡
p.47

図 3 介護サービスの利用の流れ

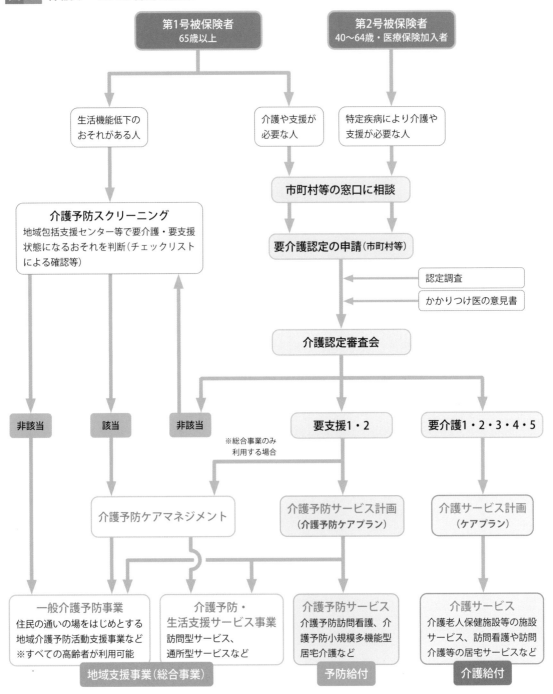

池西静江，石束佳子 編：看護学生スタディガイド2022．照林社，東京，2021：1253．より引用、一部改変

要支援になると予防給付、要介護になると介護給付を受けられるんだね

介護保険による給付（サービス）

　介護保険の給付は、基本的に介護サービスなどの現物給付です。**要介護認定者は介護給付、要支援認定者は予防給付**を受けられます。主な給付（サービス）は大きく3つに分けられ、①居宅サービス、②地域密着型サービス、③施設サービスがあります（**表6**）。施設サービスは要支援認定者の予防給付では受けられないことに注意しましょう。

> **!** あなたの身近な人（家族や親戚など）が受けている介護サービスは表6のどれにあたるか調べてみましょう。

表 6　介護保険で利用できる主なサービス

対象		介護給付	予防給付
		要介護1～5認定者	要支援1・2認定者
居宅サービス	訪問	訪問介護 訪問看護 訪問入浴介護 訪問リハビリテーション 居宅療養管理指導	介護予防訪問看護 介護予防訪問入浴介護 介護予防訪問リハビリテーション 介護予防居宅療養管理指導
	通所	通所介護 通所リハビリテーション	介護予防通所リハビリテーション
	短期入所	短期入所療養介護 短期入所生活介護	介護予防短期入所療養介護 介護予防短期入所生活介護
	その他	特定施設入居者生活介護 福祉用具貸与 特定福祉用具販売（購入費の支給）	介護予防特定施設入居者生活介護 介護予防福祉用具貸与 特定介護予防福祉用具販売（購入費の支給）
地域密着型サービス		定期巡回・随時対応型訪問介護看護 夜間対応型訪問介護 認知症対応型通所介護 小規模多機能型居宅介護 看護小規模多機能型居宅介護 認知症対応型共同生活介護（グループホーム） ほか	介護予防認知症対応型通所介護 介護予防小規模多機能型居宅介護 介護予防認知症対応型共同生活介護（グループホーム）
施設サービス		介護老人福祉施設 介護老人保健施設 介護医療院 介護療養型医療施設（令和5年度廃止予定）	

※なお、要介護・要支援ともに、自宅（介護保険被保険者証に記載する家）に住んでいる場合、「住宅改修費」が受けられる。

池西静江，石束佳子　編：看護学生スタディガイド2022．照林社，東京，2021：1254．より引用、一部改変

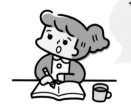

> サービスの内容については
> 第5章（p.62～）で
> 解説しています

ケアプランの作成と介護サービスの実施

＊2 ケアプランには、居宅サービス計画と施設サービス計画がある。また、要支援の場合は介護予防ケアプラン（介護予防サービス計画）を作成する。

　介護保険サービスを利用する場合、あらかじめ**ケアプラン**（介護サービス計画）＊2を作成することが必須です。ケアプランは利用者が自ら作成することもできますが、専門家であるケアマネジャー（介護支援専門員）や保健師に依頼するほうが望ましいでしょう（**表7**）。

　ケアマネジャーや保健師による、利用者の状況のアセスメントやケアプランの作成、実施・評価といった一連の支援は**ケアマネジメント**と呼ばれます。ケアマネジメントでは**図4**のように循環的な検討を行い、介護サービスが利用者のニーズに合わない場合や、介護の状況に変化が生じた場合に対応します。ここでは利用者とのかかわりだけでなく、サービス事業者や関係機関との連絡調整も重要です。なお、ケアマネジメントの費用は、ケアプランの作成も含め、**全額**が**保険給付**されます。

表 7　介護給付・予防給付のケアプラン作成依頼

	介護給付（要介護1〜5）	予防給付（要支援1・2）
依頼方法	●在宅の場合：居宅介護支援事業所と契約し、その事業所のケアマネジャー（介護支援専門員）に依頼する ●施設に入所する場合：希望する施設に直接依頼する	地域包括支援センターに依頼する
作成者	ケアマネジャー	保健師など
作成する計画書	ケアプラン	介護予防ケアプラン

図 4　ケアマネジメントのプロセスの例

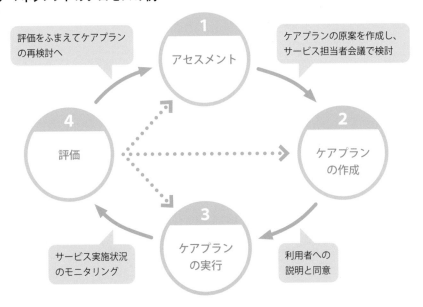

池西静江, 石束佳子 編：看護学生スタディガイド2022. 照林社, 東京, 2021：1250. を参考に作成

> ## Column
>
> ### 福祉用具貸与も介護保険の給付の1つ
>
> 　要介護度・要支援度に応じた福祉用具のレンタルや、入浴・排泄等にかかわる福祉用具の購入についても、介護保険の居宅サービスとして給付されます。給付によってレンタルできる福祉用具は下表の通りです。
>
> | 要支援1・2
要介護1 | 手すり、スロープ、歩行器、歩行補助用の杖 |
> | --- | --- |
> | 要介護2〜5 | 上記4つに加え、車いす（付属品含む）、特殊寝台（付属品含む）、床ずれ防止用具、体位変換器、認知症老人徘徊感知器、移動用リフトなど |

 4 地域支援事業

施策として進められる介護予防

　介護保険制度では、少ない負担で介護保険サービスを受けられるのはよいことですが、利用する人が増えれば介護保険サービスの費用が増大し、その結果介護保険料も高くなってしまいます。それを防ぐためにも、施策として重視されているのが、介護の必要な状態にならないようにする、介護が必要な状態になっても悪化しないようにする、といった**介護予防**です。

　ここでは、介護予防のために支援やサービスが必要な人を対象とする**地域支援事業**をみていきましょう。

地域支援事業：市町村主体で介護予防と自立した暮らしを支援する

　地域支援事業は、市町村が主体となり、地域に暮らす人々が**要介護・要支援になることを予防**するとともに、要介護等になった場合でも、**住み慣れた地域で自立した日常生活を送れるよう支援**するものです。つまり、介護予防をめざしつつも、要介護・要支援の人にもかかわるということです。

　地域支援事業には、全市町村が行う必須事業（**介護予防・日常生活支援総合事業、包括的支援事業**）と、各市町村の判断で行われる**任意事業**があります（p.48・**図5**）。包括的支援事業は地域包括支援センターで実施され、要支援者の介護予防ケアプランの作成もこの事業に含まれています。

図 5　地域支援事業の概要

介護予防・日常生活支援総合事業

● 介護予防・生活支援サービス事業
　・訪問型サービス(訪問介護など)　・通所型サービス(通所介護など)
　・生活支援サービス(配食等)　　　・介護予防ケアマネジメント
● 一般介護予防事業(介護予防普及啓発事業、地域介護予防活動支援事業など)

包括的支援事業(地域包括支援センターの業務)　　　　　　　※◎は2014年から追加

● 介護予防ケアマネジメント(介護予防ケアプランの作成など、
　自立した生活を維持するためのケアマネジメントを行う)
● 総合相談支援業務(地域の高齢者の実態把握、介護以外の生活
　支援サービスとの調整などを行う)
● 権利擁護業務(虐待の防止、権利擁護に必要な支援などを行う)
● 包括的・継続的ケアマネジメント支援業務(介護支援専門員〈ケア
　マネジャー〉への助言、地域の介護支援専門員のネットワー
　クづくり等を行う)

◎ 在宅医療・介護連携の推進
◎ 認知症対策の推進(認知症初期集中支援
　チーム、認知症地域支援推進員等)
◎ 生活支援サービス体制の整備(コーディ
　ネーターの配置、協議体の設置など)
◎ 地域ケア会議の充実

必須事業

任意事業

● 介護給付等費用適正化事業(真に必要なサービスの検証など)
● 家族介護支援事業(家族介護教室、認知症高齢者見守り事業など)
● その他の事業(成年後見制度利用支援事業、福祉用具・住宅改修支援事業など)

　介護予防・日常生活支援総合事業(以下、総合事業)は、訪問型サービスや通所型サービスといった介護予防の中心的なサービスを提供します。総合事業でのサービス内容や利用負担(1〜3割)は自治体によって異なります。

　こうした総合事業の利用は、市町村窓口での相談や要介護申請の際、あるいは認定審査後に提案することになります。以下が基本的なケースになります。

介護サービスの利用の流れ➡p.44

● 要支援1・2の人：予防給付と総合事業
● 要介護認定非該当の人、認定は受けないが介護予防の必要な人
　(サービス事業対象者)：総合事業

　また、ほかにも一般介護予防事業の地域介護予防活動支援事業として、体操、茶話会、趣味活動といった、介護予防のための住民主体の支援(通いの場)の取り組みも進んでいます。

地域包括支援センター：包括的支援事業を担う

　地域包括支援センターは、市町村または市町村から委託を受けた法人が設置し、包括的支援事業を実施します。

　職員体制としては、**保健師、社会福祉士、主任ケアマネジャー**(ケアマネジャーの中で一定の研修を受けた者)の3つの専門職種を配置しなけれ

ばなりません。担当区域の第1号被保険者3,000〜6,000人ごとに各1人、これらの職員またはこれらに準ずる職員が必要になります。たとえば、**地域ケアの経験がある看護師は保健師に準ずる職員として認められます。**

センターの運営においては、中立性の確保や人材確保支援などの観点から、地域包括支援センター運営協議会がかかわることになります。運営協議会は市町村、地域のサービス事業者、被保険者の代表などで構成されます。

⑤ 訪問看護

訪問看護を行うために必要な指定

訪問看護は、看護職が主治医の**訪問看護指示書**に基づき、居宅に出向いて看護活動を行うことをいいます。訪問看護の提供機関には、訪問看護事業所(訪問看護ステーション)のほか、医療機関の訪問看護部門もあります。

介護保険法に基づく訪問看護事業を行うためには、事業者が都道府県知事などから**指定居宅サービス事業者の指定**を受けて訪問看護事業所を開設する必要があります。この指定を受けられれば、健康保険法に基づく訪問看護事業所の指定を受けたとみなされ、医療保険による訪問看護も実施可能となります。

指定を受けるためには管理者や看護職員の人員基準を満たす必要があります。管理者は訪問看護事業の適切な運営管理のできる常勤の保健師または看護師[*3]で、看護職員(保健師・看護師・准看護師)は**常勤換算で2.5人(うち1人は常勤)以上**が必要です。なお、看護職員以外の作業療法士、理学療法士、言語聴覚士については適当数配置することになっています。

医療保険と介護保険のどちらが適用される?

訪問看護は医療保険または介護保険によって利用できます。介護保険はほかの法律に優先するため、**介護保険で利用できる場合は医療保険での利用はできません。**どちらが利用できるかはp.50・**図6**のフローチャートの通りで、**介護保険で利用可能なのは居宅の要介護・要支援者のみ**になります。ただし、要介護・要支援者であっても、以下の場合は医療保険での利用になることに注意しましょう。
●厚生労働大臣が定める疾病等の対象者(**図6**の**A**)
●精神科訪問看護の対象者(認知症を除く)
●主治医から**特別訪問看護指示書**の交付を受けた者

訪問看護指示書
通常の訪問看護指示書のほか、精神科訪問看護指示書、特別訪問看護指示書、在宅患者訪問点滴注射指示書などがある。

*3 1名でよく、看護職員との兼務も可能。なお、健康保険法に基づく指定事業所では助産師を管理者とすることもできる。

特別訪問看護指示書
急性増悪や終末期など、主治医が一時的に頻回の訪問看護の必要性を認めた場合に交付される。基本的に月1回の交付(14日間利用可能)だが、気管カニューレを使用している者、真皮を超える褥瘡のある者には月2回まで交付できる。

図 6　訪問看護の保険適用のフローチャート

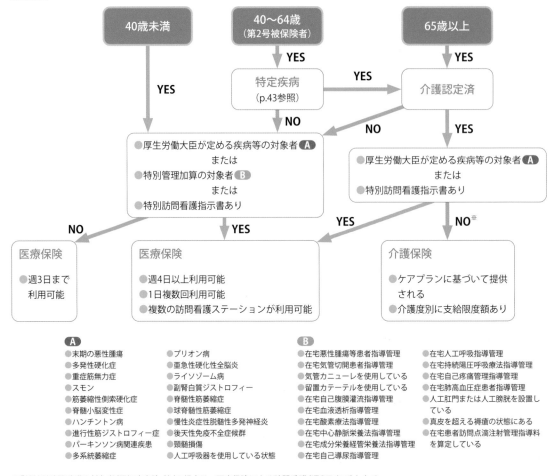

A
- 末期の悪性腫瘍
- 多発性硬化症
- 重症筋無力症
- スモン
- 筋萎縮性側索硬化症
- 脊髄小脳変性症
- ハンチントン病
- 進行性筋ジストロフィー症
- パーキンソン病関連疾患
- 多系統萎縮症

- プリオン病
- 亜急性硬化性全脳炎
- ライソゾーム病
- 副腎白質ジストロフィー
- 脊髄性筋萎縮症
- 球脊髄性筋萎縮症
- 慢性炎症性脱髄性多発神経炎
- 後天性免疫不全症候群
- 頸髄損傷
- 人工呼吸器を使用している状態

B
- 在宅悪性腫瘍等患者指導管理
- 在宅気管切開患者指導管理
- 気管カニューレを使用している
- 留置カテーテルを使用している
- 在宅自己腹膜灌流指導管理
- 在宅血液透析指導管理
- 在宅酸素療法指導管理
- 在宅中心静脈栄養法指導管理
- 在宅成分栄養経管栄養法指導管理
- 在宅自己導尿指導管理

- 在宅人工呼吸指導管理
- 在宅持続陽圧呼吸療法指導管理
- 在宅自己疼痛管理指導管理
- 在宅肺高血圧症患者指導管理
- 人工肛門または人工膀胱を設置している
- 真皮を超える褥瘡の状態にある
- 在宅患者訪問点滴注射管理指導料を算定している

※「精神科訪問看護の対象者(認知症を除く)」の場合は、医療保険による訪問看護(週3日まで)となる。

✏ 訪問看護計画書

看護・リハビリテーションの目標や、現状の問題点とそれを解決する具体的なサービス内容を記載するもの。なお、主治医と効果的に連携できるよう、訪問看護計画書と訪問看護報告書を月1回主治医に提出することが定められている。

訪問看護サービス提供の一般的な流れ

　訪問看護事業所がサービスを提供する一般的な流れを簡単にみていきましょう。訪問看護の申し込みを受け、主治医が必要と判断すると、訪問看護指示書が交付されます。訪問看護師は利用者を訪問して情報収集を行い、利用者または家族の希望を確認します。ここでの情報収集では、主な疾患や既往歴はもちろん、家族関係や社会的背景といった利用者の暮らしについての情報も重要です。

　その後、訪問看護指示書の内容をふまえ、収集した情報をアセスメントして**訪問看護計画書**を作成します。訪問看護はこれに沿って行い、利用者のニーズの変化に合わせて計画を見直します。ただし、介護保険による訪問看護の場合は、介護支援専門員(ケアマネジャー)のケアプラン(居宅サービス計画)に基づいて訪問看護計画を立てることになります。

　なお、訪問看護は看護師が1人で行うことも多いため、「いつ、どのよ

うなケアを行ったか、なぜそう判断したか」といった実施の記録は非常に重要です。適切な記録を残し、利用者の求めがあった際に開示できるようにしておく必要があります。

⑥ その他の保険

年金保険

年金保険には、加入が義務づけられている公的年金と、任意加入の私的年金があります。年金保険は、あらかじめ支払っておいた保険料を財源として、高齢になったときなどに給付される制度です。

公的年金は、20歳以上60歳未満のすべての人が加入する**国民年金**（基礎年金）と、会社員・公務員の人が加入する**厚生年金**から成り立っています。

それぞれの年金には3つの給付があります。代表的なのは高齢になったときに受け取れる**老齢年金**ですが、ほかに、若くても万一のときに給付される**障害年金**、**遺族年金**があります。なお、年金保険加入者は**表8**のように第1～3号被保険者に分けられます。

雇用保険

雇用保険は、労働者が失業した場合などに支援する制度です。保険者は政府で、事業所に雇用されている労働者は強制的に加入します※4。保険料は労働者とその事業主が負担し、労働者（被保険者）が失業した場合などに、公共職業安定所を通じて給付が行われます。

＊4 1週間の労働時間が少ない者や短期雇用の者などは対象外とされる。

表 8 公的年金制度の概要

	第1号被保険者	第2号被保険者	第3号被保険者
対象	自営業・学生など	会社員・公務員など	第2号被保険者の被扶養配偶者（専業主婦など）
加入する公的年金	国民年金のみ	国民年金と厚生年金※1	国民年金のみ
保険料負担期間	原則20歳から60歳まで	●国民年金：原則20歳から60歳まで※2 ●厚生年金：就職から退職まで（上限は70歳未満）	負担なし（第2号被保険者全体で負担）
老齢年金の受給期間	原則65歳から亡くなるまで	原則65歳から亡くなるまで※3	原則65歳から亡くなるまで

※1 厚生年金の保険料は、加入者の標準報酬月額によって異なり、その半分を雇用者が負担する。
※2 厚生年金加入者は、国民年金保険料に相当する負担は厚生年金保険料と一括して徴収される。
※3 厚生年金においては、制度移行期間のため、生年月日によっては65歳以前から「特別支給の老齢厚生年金」を受給できる場合がある。

雇用保険の給付は、失業者の生活を支えるための**失業等給付**、**育児休業給付**（2020年4月に失業等給付から独立）、**雇用保険二事業**があり、雇用保険法に規定されています。失業等給付のうち、雇用継続給付には**介護休業給付**や**高年齢雇用継続給付**があることに注目しましょう。育児や介護、高齢での再就職といった暮らしへの変化への対応が整備されています。

労働者災害補償保険

労働者災害補償保険（**労災保険**）は、労働上の災害（業務上、通勤中）が発生した場合に給付を受けることができる制度です。保険料は事業主負担で、パートタイマーやアルバイトも対象となります。

給付には、療養のための現物給付である**療養給付**、所得を保障する現金給付（休業給付、障害給付、遺族給付等）があります。給付を受けるためには労働災害であることの認定（労災認定）が必要です。

 生活保護

目的は最低限度の生活の保障と社会的自立の促進

生活保護は、憲法第25条に基づき、「健康で文化的な最低限度の生活」を保障する制度です。さまざまな事情により生活に困窮するすべての国民に対し、国が困窮の程度に応じて必要な保護を行い、**最低限度の生活を保障する**とともに、**社会的自立を助長する**ことを目的としています。生活保護の基本原則には、**申請保護**の原則、**基準および程度**の原則、**必要即応**の原則、**世帯単位**の原則の4つがあります。

生活保護の相談・申請を受けて要否を判定し、生活保護を実施・変更・廃止するのは**福祉事務所**です。受給者に対しては、ケースワーカーの定期的な訪問や、就労の可能な者への助言・指導を行って社会的自立を促します。

生活保護の8種の扶助

生活保護法によって、生活保護は**表9**に示す8種類に分けられます。各扶助ではそれぞれに基準が設けられており、年齢別、世帯人員別、所在地域別などをもとに算定されます。

なお、より実情に即した対応をとるべく、生活保護法は近年多く改正されています。

 雇用保険二事業
失業の予防や雇用状態の是正および雇用機会の増大を図る雇用安定事業と、労働者の能力の開発および向上その他労働者の福祉の増進を図る能力開発事業がある。

福祉事務所
都道府県および市（特別区含む）に設置が義務づけられている（町村の設置は任意）。申請者の居住地または現在地を所管する福祉事務所が生活保護を実施する。

生活保護法の近年の改正
保護世帯の子どもの大学等への進学支援（進学準備給付金〈2018年〜〉）、医療扶助費の適正化（ジェネリック医薬品使用の原則化など〈2018年〜〉）、サービスの質が確保された無料低額宿泊所（日常生活支援住居施設）の創設（2020年〜）などがある。

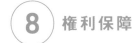

表 9 生活保護の種類

扶助の種類	扶助の内容	支給内容[1]
医療扶助	医療サービスの費用	直接医療機関に支払い（本人負担なし）
介護扶助	介護サービスの費用	直接介護事業者に支払い（本人負担なし）
生活扶助	日常生活に必要な費用（食費、被服費、光熱費など）	算定基準あり 特定の世帯には加算がある（母子加算など）
住宅扶助	アパート等の家賃	定められた範囲内で実費を支給
教育扶助	**義務教育を受けるために必要な費用**（教材費、給食費、通学費など）	定められた基準額を支給
出産扶助	出産にかかわる費用	定められた範囲内で実費を支給
生業扶助	就労に必要な技能の修得等にかかる費用[2]	定められた範囲内で実費を支給
葬祭扶助	葬祭にかかわる費用	定められた範囲内で実費を支給

※1　医療扶助と介護扶助は現物給付、その他は現金（金銭）給付を原則とする。
※2　高等学校等の就学費なども対象となる。

8 権利保障

虐待の防止

　地域・在宅看護では家族が看護の対象となるため、家族の問題として虐待を発見することもあります。また、関係施設での虐待に気づく場合もあるでしょう。**発見した場合には通報する義務（あるいは努力義務）**があり、通報を受けて市町村などが対応（保護）することになります。

　虐待の防止のための法律は、ここ20年で児童、配偶者、高齢者、障害者と、相次いで施行されています（p.54・**表10**）。主な虐待の種類として、身体的虐待、心理的虐待、性的虐待、ネグレクト（養育または養護の放棄）、経済的虐待がありますが、防止法によっては定義されていないものもあります。

成年後見制度

　成年後見制度は、認知症、知的障害、精神障害などによって判断能力が不十分な人を保護するための制度です。成年後見人らが**代理権**などによって、身上監護（介護施設への入所契約など）や財産管理などの事務を行って支援します。

　この制度は民法で規定されており、**任意後見**と**法定後見**があります。任意後見は現在は支障がない人が、将来に備えてあらかじめ後見人を自

成年後見人らの行使できる権利
契約などを代行できる代理権のほか、医療保護入院などへの同意権、契約等に関する取消権などがある。

表10 虐待防止に関する法律の概要

	児童虐待防止法 （2000年施行）	配偶者暴力防止法 （2001年施行）	高齢者虐待防止法 （2006年施行）	障害者虐待防止法 （2012年施行）
対象	保護者が監護する児童 （18歳未満）	配偶者(内縁関係含む) からの暴力を受けた者	65歳以上の者	身体障害者、知的障害者、精神障害者
虐待の定義　身体的虐待	○	○	○	○
心理的虐待	○	○	○	○
性的虐待	○		○	○
ネグレクト	○		○	○
経済的虐待			○	○
通報先	市町村、児童相談所など	配偶者暴力相談支援センター、警察官	市町村	市町村、都道府県

伊東利洋 編著：2020年度版社会保障制度指さしガイド. 日総研出版, 愛知, 2020：254. を参考に作成

表11 成年後見制度（法定後見）の概要

	後見	保佐	補助
対象者	判断能力が欠けているのが通常の人	判断能力が著しく不十分な人	判断能力が不十分な人
支援者	成年後見人	保佐人	補助人
制度利用の申し立てができる人	本人・配偶者・4親等内の親族、検察官、市町村長など ※本人以外の申し立ての際、保佐・補助では本人の同意が必要になる場合がある		

ら選任するものです。一方、法定後見は日常の判断に支援が必要な人に、**家庭裁判所**が後見人を選任するものです。法定後見には、判断能力が不十分な順に、**後見、保佐、補助**の3つの制度があります（**表11**）。

その他の権利保障

権利保障としてはほかに、個人の尊厳や自己決定権、看護師の守秘義務、個人情報の保護などがありますが、これらは基礎看護学等でよく学ぶ内容ですので、本書では取り上げません。

最後に1つ、留意しておきたいのは**医療従事者（サービス提供者）の権利**についてです。訪問看護等では夜間に1人で訪問する場合もありますが、事業所は看護師が安全に労働できるよう配慮する義務があります。たとえば、暴力行為や迷惑行為などの事情がある場合は、複数名による同時訪問についても費用加算が認められます。

第2章でも触れているように、居宅にいる人と医療従事者の関係は、対等なパートナーシップに基づくものであるべきです。医療従事者の権利についても保障されていることを忘れないようにしましょう。

居宅にいる人と医療従事者の関係➡
p.17

⑨ 障害者（児）福祉

障害者総合支援法が障害者福祉サービスを規定

　近年の障害者（児）福祉は、ノーマライゼーションの考え方を導入した障害者基本法に基づいています。なかでも特に重要な法律が、2013（平成25）年に施行された**障害者総合支援法**です。

　この法律では、障害者が身近な地域で支援を受けられることをめざすとともに、**身体障害者、知的障害者、精神障害者（発達障害を含む）、難病等の患者を対象とした障害福祉サービス**（介護給付や訓練等給付）や自立支援医療などが規定されています（**図7**）。

図 7　障害福祉サービスの概要

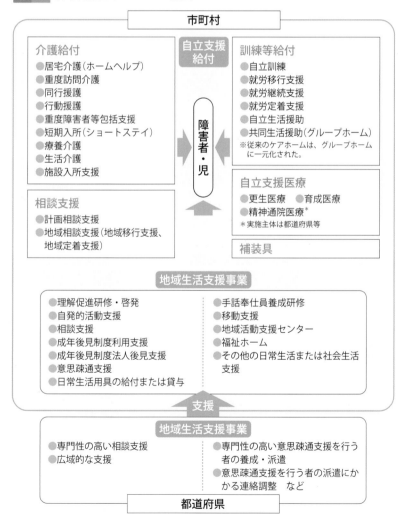

全国社会福祉協議会：障害福祉サービスの利用について 2021年4月版. より引用、一部改変
https://www.shakyo.or.jp/download/shougai_pamph/date.pdf（2021.9.10アクセス）

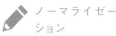 ノーマライゼーション
障害の有無・程度に関係なく、すべての人が平等に通常の市民生活を送ることをめざす考え方。

🖊 障害者総合支援法
　正式名称は「障害者の日常生活及び社会生活を総合的に支援するための法律」。障害者自立支援法を改正する形で成立した。

🖊 難病等の患者
　難病の患者も障害者の定義に含まれる。障害者総合支援法の対象となる疾病は、令和3（2021）年11月1日現在366疾病である。なお、混同しやすいが、特定医療費（p.41）が受給できる指定難病は令和3（2021）年11月1日現在338疾病である。

✏️ **障害支援区分**
　区分1～6と非該当があり、区分6が最も必要な支援の度合いが大きい。障害福祉サービスの介護給付は、認定手続きの流れや、区分に応じたサービスなど、介護保険の要介護・要支援のシステム(p.43)とよく似ている。

✏️ **自立支援医療**
　心身の障害を除去・軽減するための医療について、医療費の自己負担額を軽減する公費負担医療制度。更生医療、育成医療(18歳未満の児童が対象)、精神通院医療の3つに大別される。

✏️ **医療的ケア児**
　NICU等に長期入院した後、退院後も人工呼吸器や胃ろう等を使用し、たんの吸引等の医療的ケアが日常的に必要な児をいう。

❗ 3種類の手帳のうち、どれか1つを選んで、あなたの暮らす自治体で受けられるサービスを調べてみましょう。

障害福祉サービスの実施

　障害福祉サービスの実施主体は市町村で、都道府県がバックアップします。

　サービスのうち、給付は大きく、介護給付と訓練等給付の2つに分けられます。介護給付を受ける場合は、市町村への申請により、**障害支援区分**の認定が必要です。認定された区分に応じて必要なサービスが提供されます。また、訓練等給付、**自立支援医療**、補装具は、介護保険などにはない、障害者に固有のサービスです。こちらは原則として区分に関係なく希望者に提供されます。

　利用者負担は**応能負担**(各自の所得に応じて負担)が原則ですが、低所得者に配慮した負担軽減制度もあります。

障害児や医療的ケア児の支援

　障害児の支援では、自立支援医療(育成医療)などの医療制度のほかに、発達や自立を支援する制度も覚えておきましょう。児童福祉法に規定されている、**障害児通所支援**と**障害児入所支援**です。基本的には通い、または入所によって発達や自立の支援を受ける制度ですが、多様なニーズに応えるため、居宅や保育所等を**訪問して発達支援を行うサービス**などもできています。

　また、令和3(2021)年9月には「**医療的ケア児及びその家族に対する支援に関する法律(医療的ケア児支援法)**」が施行され、医療的ケア児への適切な支援と家族の負担軽減もめざされています。このように、地域における障害児の療育体制が次々と推進されています。

その他のサービス(障害者手帳)

　その他、身体障害者手帳(身体障害者福祉法による)、精神障害者保健福祉手帳(精神保健福祉法による)、療育手帳(知的障害者が取得、根拠法なし)の3種類の**障害者手帳**の提示によって受けられるサービスもあります。各手帳によって、また障害の程度や自治体によって受けられるサービスは異なり、自治体に申請して必要な手続を行うことで取得できます。

母子保健

母と子の健康と暮らしを支える主な法律に母子保健法があります。母子に対する保健指導、健康診査、医療その他について規定されており、暮らしのなかでかかわることが多いものです。実施主体は市町村になります。

ここでは、Aさんの事例を通して、母子保健法を中心に、母子保健を支える法・制度・施策をみていきましょう。

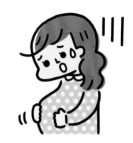

Aさん：26歳で結婚、28歳で双子を妊娠。夫は仕事が忙しく、育児負担が大きくなることが想定される。やや経済的な不安もある。

場面	【できごと】とAさんの思い	関連する法制度等（⺟は母子保健法）
妊娠	【妊娠の診断】	
	●妊娠した！　何かしないといけないことはあったかな？	⺟第15条：市町村長へ妊娠の届出
		⺟第16条：市町村から母子健康手帳を交付
	●無事に経過するか不安……どこか相談できるところあるかな？	⺟第10条：必要な保健指導の実施・勧奨
		⺟第17条：保健指導が必要な者に、医師・助産師・保健師等による訪問指導を行う
	●健診とかはどうしたらいいの？	⺟第13条：必要な健康診査の実施・勧奨
	●出産後も仕事は続けたい、でも大丈夫かな？	●男女雇用機会均等法：母性健康管理措置（保健指導・健康診査を受ける時間の確保）を事業主が講じることを規定
		●労働基準法：産前・産後休業の取得を規定
		●育児・介護休業法：1歳未満の子の育児休暇を取得できる
	●出産前後の経済面が心配……	●出産手当金、出産育児一時金（医療保険）
		●育児休業給付金（雇用保険）
出産	【低出生体重児を出産】	
	●1,958gと1,900gの双子。2人ともちゃんと育てられるかな？	⺟第18条：体重2,500g未満の乳児が出生した場合、保護者は市町村に届出
		⺟第19条：養育上必要がある場合、未熟児に医師・保健師・助産師等による訪問指導を行う（通常の新生児の場合は同11条による訪問指導）
		⺟第20条：入院が必要な未熟児に医療の給付または医療費の支給を行う
		⺟第17条の2：産後ケア事業（産後1年未満の母子への支援）
	●自分の体も心配	⺟第13条：必要な産婦健康診査の実施・勧奨
育児	【負担の大きい双子の育児】	
	●双子の育児は大変！　誰か助けて……	●児童福祉法：乳児家庭全戸訪問事業（訪問して不安や悩みを聞き、子育て支援に関する情報提供等を行う）
		●子育て世代包括支援センター等：子育ての総合的な相談支援を行う
	●子どもの具合が悪くなったときに都合よく休めるかな？	●育児・介護休業法：子の小学校就学まで、規定の看護休暇が時間単位で取得できる
	【幼児の健康診査】	⺟第12条：1歳6か月児健康診査、3歳児健康診査の実施
	●子どもは無事に育っているけど、このあとの経済負担が心配……	●乳幼児（子ども）医療費助成制度（自治体によって異なる）
		●子ども・子育て支援新制度：児童手当、幼児教育の無償化など

就学時健康診断
　市町村教育委員会が小学校就学4か月前までに実施し、心身の状況の把握と必要な助言を行う。就学については障害の状態や本人・家族の意見等をふまえて総合的に判断し、特別支援学校や小学校の特別支援学級等への就学となる場合がある。

定期健康診断
　疾病や異常の発見や、結果に基づいた予防対応などを目的に毎学年行われる。また、学校全体の健康課題を発見し、学校保健計画に反映するのにも役立つ。

 産業保健にかかわる法律
ほかに、男女雇用機会均等法、育児・介護休業法、労働者災害補償保険法、高年齢者雇用安定法などがある。

特殊健康診断
　一般健康診断が雇入時と1年以内ごとに行われるのに対し、特殊健康診断は雇入時と6か月以内ごとに行われるものが多い。有機溶剤や放射線、粉じんなどを扱う労働者が対象になる。

学校保健

　看護師がかかわる学校保健は、健康相談や感染症予防などの保健管理が中心です。ここでは、幼稚園〜大学の児童生徒(学生)と職員の保健管理を目的とした**学校保健安全法**についてみていきましょう。

　主な内容としては、**健康診断**、感染症にかかわる**臨時休業、出席停止**があります。健康診断には**就学時健康診断、定期健康診断**(毎学年)、臨時健康診断、職員健康診断があり、問題やその疑いがある者を抽出して対応することを目的とします。

　臨時休業(または学級閉鎖)は学校の設置者、出席停止(個人単位)は学校長によって行われ、いずれも保健所に連絡が行くことになります。出席停止基準については、学校保健安全法施行規則で以下のように定められています。

①**第一種**：感染症法の一類感染症および二類感染症(結核を除く)→治癒するまで

②**第二種**：空気感染または飛沫感染するもので児童生徒等の罹患が多く、学校において流行を広げる可能性の高い感染症(インフルエンザ、麻疹、風疹など)→それぞれの感染症の規定の期間

③**第三種**：学校において流行を広げる可能性のある感染症(腸管出血性大腸菌感染症、流行性角結膜炎など)→学校医等が感染のおそれがないと認めるまで

　その他、学校に勤める看護師等は、学校環境衛生基準(教室の環境や飲料水など)や、学校保健計画(保健管理・保健教育にかかわる)の策定についてもかかわることがあるでしょう。

産業保健

　産業保健は、労働者の病気や事故を防ぎ、安全に働けるようにするための取り組みです。関係する法律はさまざまありますが、ここでは**労働基準法**と**労働安全衛生法**に関するものを簡単にみていきましょう。

　労働基準法では、賃金、就業時間、休暇、そして業務中の病気や事故への補償(災害補償)について定めています。妊産婦や子どもの就業制限もこの法律に規定されています。これに関しては、母性看護学や小児看護学などでも学んでいきます。

　労働安全衛生法では、**作業環境管理や作業管理**(作業内容や方法の安全管理)、**健康管理**(健康診断・保健指導)、衛生管理者、産業医について定められています。事業者はすべての労働者に一般健康診断を行い、有害な業務に従事する者には**特殊健康診断**を行う義務があります。健康診断の結果によっては、保健指導の実施や作業の転換、労働時間の短縮など

が行われます。また、平成27(2015)年から労働者の心理的負担の検査(ストレスチェック)の実施も規定されています。

成人保健

成人保健において、まず挙げられるのは増加する生活習慣病の対策です。ここでは、メタボリックシンドロームに着目した制度である**特定健康診査・特定保健指導**を取り上げます。これは高齢者医療確保法に基づき、医療保険の被保険者・被扶養者(40〜74歳)に対して、保険者が実施することが義務づけられています。

特定健康診査は、特定保健指導が必要な者を抽出するために行われ、結果をもとに対象者を**図8**のように分類します。特定保健指導では、保健師、管理栄養士などの専門スタッフが生活習慣改善のための指導(積極的支援または動機づけ支援)を行います。より生活習慣病のリスクの高い者には積極的支援が行われます。

その他の成人保健としては、**健康増進法**に基づく市町村の健康増進事業(健康手帳の交付や健康教育など)があります。

ストレスチェック
　労働者のメンタルヘルス不調の未然防止(一次予防)を目的としたもので、常時50人以上の労働者を使用する事業場には1年以内ごとに実施する義務がある。

 なぜ特定健康診査は40〜74歳の人が対象なのでしょうか。考えてみましょう。

医療保険➡p.38

図 8 特定保健指導が必要な者の抽出過程

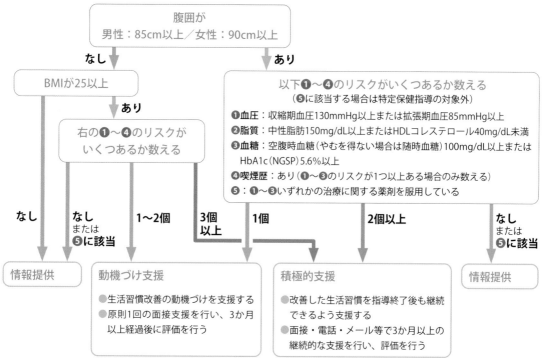

腹囲が
男性：85cm以上／女性：90cm以上

なし → BMIが25以上
あり →

以下❶〜❹のリスクがいくつあるか数える
(❺に該当する場合は特定保健指導の対象外)
❶血圧：収縮期血圧130mmHg以上または拡張期血圧85mmHg以上
❷脂質：中性脂肪150mg/dL以上またはHDLコレステロール40mg/dL未満
❸血糖：空腹時血糖(やむを得ない場合は随時血糖)100mg/dL以上またはHbA1c(NGSP)5.6%以上
❹喫煙歴：あり(❶〜❸のリスクが1つ以上ある場合のみ数える)
❺：❶〜❸いずれかの治療に関する薬剤を服用している

BMIが25以上 あり → 右の❶〜❹のリスクがいくつあるか数える

なし → 情報提供
なしまたは❺に該当 → 情報提供
1〜2個 → 動機づけ支援
3個以上 → 積極的支援
1個 → 動機づけ支援
2個以上 → 積極的支援
なしまたは❺に該当 → 情報提供

動機づけ支援
●生活習慣改善の動機づけを支援する
●原則1回の面接支援を行い、3か月以上経過後に評価を行う

積極的支援
●改善した生活習慣を指導終了後も継続できるよう支援する
●面接・電話・メール等で3か月以上の継続的な支援を行い、評価を行う

※1　65〜74歳の者については、QOLの低下予防に配慮した生活習慣の改善が重要であること等から、日常生活動作能力・運動機能等をふまえ、積極的支援の対象となった場合でも動機づけ支援を行う。

※2　❺に該当する場合は継続的に医療機関を受診しており、医療機関において生活習慣の改善支援を受けるのが妥当であると考えられるため、特定保健指導の実施は義務とはならない。

要介護・要支援認
定の審査➡p.43

ケアプランの作成
➡p.46

Work 事例を通して、要介護・要支援の申請手続きや、
受けられるサービスについて考えてみましょう。

> 　85歳の夫と2人暮らしのBさん（82歳・女性）。4か月ほど前、玄関の郵便受けから郵便を取ろうとしたときに足を滑らせて転倒し、右足関節（脛骨内果）を骨折。ギプス固定を3週間行ったあと、シーネ固定でさらに3週間様子をみた。ある程度回復はみられたが、体重をかけると右足に疼痛があり、歩くときに右足をかばうようになった。次第に左足の疼痛も訴えるようになり、トイレ以外はほとんど動かず、終日室内で過ごしていた。
>
> 　そんな暮らしが続くなかで、夫に付き添われてかかりつけ医を受診した際、介護保険の利用を勧められた。そこで隣町に住む娘に来てもらい、要介護・要支援認定申請書を作成し、提出した。
>
> 　約1か月後に認定結果の通知が届き、「要支援2」の認定を受けた。Bさんには次のような要望がある。「家の中で歩くのも大変だけど、どうにかならないかねえ。お風呂やトイレに手すりもほしい。洗濯や掃除も大変になったし、夫は家事が苦手だから手伝ってくれる人がいるとありがたいね。あとは、足が痛いのは嫌だけど、たまには外に出かけたい」。

●要介護・要支援認定申請書はどこに提出するでしょうか。

●Bさんが介護予防サービスを利用するには介護予防ケアプランの作成が必要です。これはどこに相談して作成することになるでしょうか。

●Bさんの要望をふまえ、どのようなサービスが適切か考えてみましょう。

地域・在宅看護が かかわる療養の場

地域での療養の場は多種多様です。
この章ではそれぞれの特徴を理解するとともに、
対象の希望に合った療養の形や看護の継続性について
考えていきましょう。

❶療養の場のロードマップ
❷通所型施設
❸通い・宿泊・訪問を組み合わせられる施設
❹入所型施設（施設サービス）
❺地域密着型サービス
❻その他の入所型施設
❼居宅の特徴と退院支援
❽療養の場が多様化するなかでの看護の継続性

第 **5** 章

地域・在宅看護がかかわる 療養の場

木内有美

① 療養の場のロードマップ

　この章では、地域・在宅看護がかかわる療養の場についてみていきます。まずは導入として、入院後の一般的な療養の場の移り変わりをみていきましょう。

入院後の治癒経過をみて 退院または転棟（転院）する

　病院を受診して治療が必要と判断されると、医療保険を利用して入院となります。治療の結果、病気やけがの軽快、または症状の緩和がみられれば退院です。引き続き継続的な治療が必要と判断されると、より適切な治療・ケアを受けるために回復期リハビリテーション病棟や地域包括ケア病棟に移動（転棟）となります。入院先の病院にそうした病棟がない場合は転院する必要がありますが、いずれも原則医療保険が適用されます。

　転棟先（または転院先）である回復期リハビリテーション病棟や地域包括ケア病棟では、居宅への退院をめざしてリハビリテーションや退院

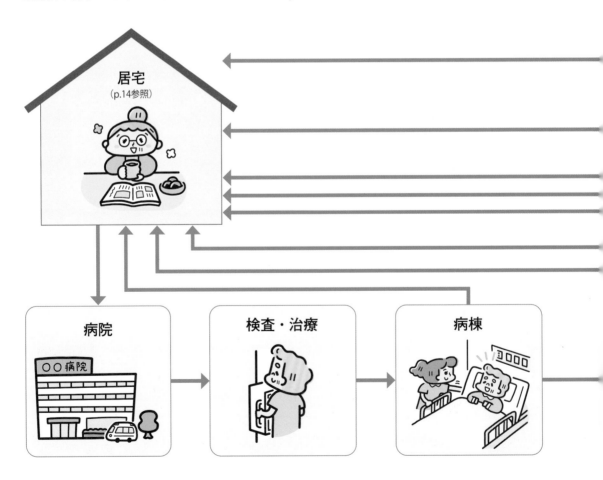

支援を行います。

病院から老健へ

その後、病気の軽快や症状の緩和が進んでも、退院して居宅に戻ることが不安な場合や、引き続き支援が必要と判断された場合は、介護保険を利用して病院と居宅との中間施設である介護老人保健施設（老健）に入所し、**居宅で療養できる状態**をめざすケースが多くあります。長期にわたって療養が必要と判断された場合は、必要な医療・看護・介護を受けることができる介護医療院などに入所する場合もあります。

通所型サービスを活用した居宅での療養

居宅での療養においては、訪問看護や、介護

保険を利用したさまざまな通所型のサービスを活用することができます。通所型の施設には、大きく分けて次の3つのタイプがあります。

❶ デイサービスやデイケアなどのように「通い」のみのサービスを提供する施設
❷「通い」を中心として「宿泊」や利用者の居宅への「訪問（介護）」のサービスを組み合わせることが可能な**小規模多機能型居宅介護**
❸ ❷の「訪問」で、看護師等による「訪問（看護）」を行うことが可能な**看護小規模多機能型居宅介護**

これらのサービスを活用しつつ暮らし、その後、療養者・家族の状況に応じて、介護老人福祉施設（特養）に入所する場合があります。

次ページからは、療養の場とサービスをくわしくみていきましょう。

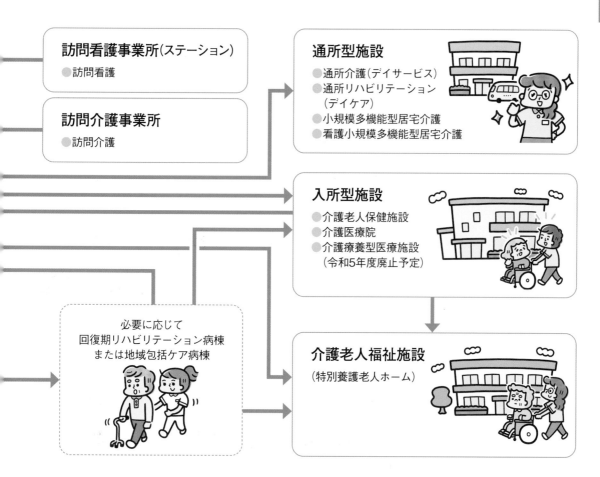

訪問看護事業所（ステーション）
●訪問看護

訪問介護事業所
●訪問介護

通所型施設
●通所介護（デイサービス）
●通所リハビリテーション（デイケア）
●小規模多機能型居宅介護
●看護小規模多機能型居宅介護

入所型施設
●介護老人保健施設
●介護医療院
●介護療養型医療施設（令和5年度廃止予定）

必要に応じて
回復期リハビリテーション病棟
または地域包括ケア病棟

介護老人福祉施設
（特別養護老人ホーム）

② 通所型施設

通所介護（デイサービス）

　通所介護は、利用者が可能な限り居宅で自立した日常生活を送ることを目的としたサービスです。施設に通うことで入浴・排泄・食事などの**日常生活の支援を日帰りで受けられます**。また、生活機能を向上させるための訓練も行われ、レクリエーションなどで高齢者同士の交流もあります。

　通常の通所介護でも健康状態の確認などは行われますが、医療サービスが必要な場合は療養通所介護の利用が適しています。

🔍 地域支援事業の介
　護予防・日常生活
支援総合事業➡p.48

> ●利用条件：要介護者、日帰り（送迎あり）
> 　※要支援者は「通所型サービス」（地域支援事業）の利用
> ●受けられるサービス：日常生活の支援、生活機能訓練など
> ●メリット：孤立感の解消、心身の機能維持、家族の介護負担の軽減
> 　など

通所リハビリテーション（デイケア）

　通所リハビリテーションでは、通所リハビリテーション施設（老人保健施設、病院、診療所など）に通うことで、**医学的管理下の計画的なリハビリテーションを日帰りで受けられます**（**図1**）。そのほかは基本的に通所介

図 1　通所リハビリテーション（デイケア）の1日の例

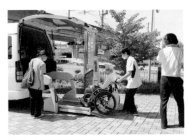
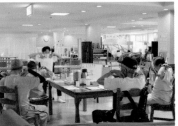

9：00　ご自宅から施設への送迎サービス
　　　　（写真上）
　　　　施設に到着後にバイタルサイン測定

10：30　入浴
　　　　余暇活動
　　　　リハビリテーション（写真下）

12：00　昼食
　　　　昼食後の口腔ケア
　　　　余暇活動

14：00　レクリエーション

15：00　おやつ

15：45　施設からご自宅への送迎サービス

写真提供：医療法人一祐会介護老人保健施設ハーモニィー（大阪府寝屋川市）

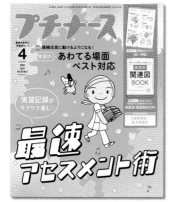

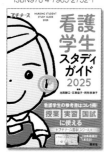
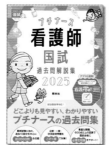

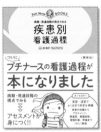
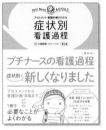
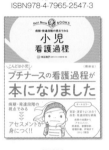
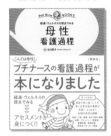
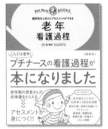
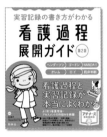
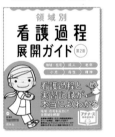
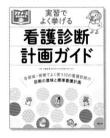
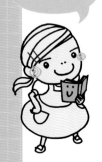
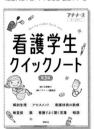
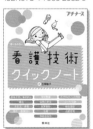
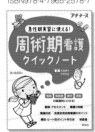
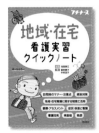

護と同じです。

- ●利用条件：リハビリテーションを要する要介護者、日帰り（送迎あり）
  ※要支援者は「介護予防通所リハビリテーション」の利用
- ●受けられるサービス：リハビリテーション、日常生活の自立支援など
- ●メリット：心身の維持回復、孤立感の解消、家族の介護負担の軽減など

認知症対応型通所介護

認知症対応型通所介護は、**認知症に対応した通所介護サービス**です。専門的な認知症ケアが受けられ、利用者本人が楽しく通い続けられるような工夫[*1]もされています。提供する施設は、特別養護老人ホームや介護老人保健施設に併設されていたり、グループホームの一部が利用されたりとさまざまです。

*1 たとえば、昔のおもちゃなどを使ったり昔の思い出を語ったりする回想法や、昔の童謡を歌う音楽療法などがある。

- ●利用条件：認知症の要介護者、日帰り（送迎あり）
  ※要支援者は「介護予防認知症対応型通所介護」の利用
- ●受けられるサービス：日常生活の支援、生活機能訓練など
- ●メリット：孤立感の解消、心身の機能維持、家族の介護負担の軽減など

③ 通い・宿泊・訪問を組み合わせられる施設

小規模多機能型居宅介護

小規模多機能型居宅介護（通称：小多機）は、施設への「通い（デイサービス）」を中心として、短期間の「宿泊（ショートステイ）」や利用者の居宅への「訪問（訪問介護）」を組み合わせることができるサービスです。**3つのサービスを同じ施設から受けられる**ことでケアの連続性が保たれ、スタッフや場にもなじみやすい点が特徴です。また、宿泊サービスは、ふだん介護をされている家族のレスパイトケアとしても活用できます。

なお、小多機は後述する「地域密着型サービス」（p.70）に分類されるもので、家庭的な環境でサービスを行えるよう、1日あたりの定員が定められています（p.66・**図2**）。

🔍 レスパイトケア➡ **p.34**

- ●利用条件：要介護者
  ※要支援者は「介護予防小規模多機能型居宅介護」の利用
- ●受けられるサービス：通い・宿泊・訪問介護による日常生活の支援、生活機能訓練など
- ●メリット：3つのサービスが利用可能、心身の機能維持、家族の介護負担の軽減など

看護小規模多機能型居宅介護（複合型サービス）

　看護小規模多機能型居宅介護（通称：看多機（かんたき））は、小多機の「通い」「宿泊」「訪問介護」に加えて、**看護師などによる「訪問看護」も組み合わせること**ができるサービスです。家庭的な環境で、介護と看護の一体的なサービスの提供を受けることができます（**図2**）。

　このサービスは、住み慣れた地域での在宅療養を望む、医療ニーズの高い人[*2]の思いに応えるため、平成24（2012）年から始まりました（当初は「複合型サービス」という名称）。比較的新しいサービスであるため、全国における施設数はまだ多くありませんが、年々増え続けており、今後の社会の動向をふまえて増加することが見込まれています。

- ●利用条件：要介護者
- ●受けられるサービス：訪問看護、通い・宿泊・訪問介護による日常生活の支援、医療処置、生活機能訓練など
- ●メリット：看護も組み合わせたさまざまな療養支援が可能、心身の機能維持、家族の介護負担の軽減など

[*2] 看多機は主治医との連携のもと、医療処置も含めた多様なサービスを提供できるため、退院して在宅療養をめざす人や、在宅療養中で病状が不安定な人といった、医療ニーズの高い人にも対応できる。また、終末期や看取りについても充実した支援が可能である。

図2 小規模多機能型居宅介護と看護小規模多機能型居宅介護の概要と利用定員（1日あたり）

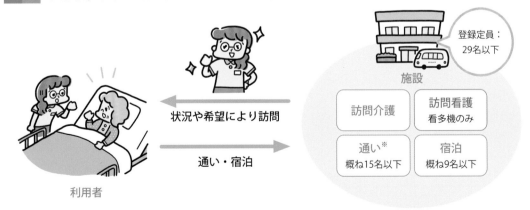

登録定員：29名以下

施設

訪問介護

訪問看護
看多機のみ

通い※
概ね15名以下

宿泊
概ね9名以下

状況や希望により訪問

通い・宿泊

利用者

※ただし登録定員26〜29名で、施設の面積が十分確保されている場合は通所サービスの定員を16〜18名とすることもできる。

④ 入所型施設（施設サービス）

介護保険の施設サービス（短期入所は除く）は**要介護者のみ利用可能**です。また、サービスを受けるにあたってのケアプランは、入所施設と直接契約を結び、施設のケアマネジャーが作成します。

🔍 ケアプランの作成
➡**p.46**

介護老人保健施設

介護老人保健施設（通称：老健^{ろうけん}）は、**在宅復帰をめざしてリハビリテーションに取り組む中間施設**です。要介護1以上の人が利用でき、入所者が可能な限り自立した日常生活を送れるよう、リハビリテーションや必要な看護・介護などが提供されます（**図3**）。看護職員のほか、医師も常勤（100人あたり1人）となっており、**多職種がチームを組んで包括的なケアを提供する**のが特徴です。近年では医療ニーズへの対応強化や、看取りの場としての整備が求められてきています（p.68コラム参照）。

- 利用条件：要介護者
- 受けられるサービス：医学管理、栄養管理、看護、介護、リハビリテーション、日常生活の支援、生活機能訓練など
- メリット：入所によってリハビリテーションプログラムに看護も組み合わせてさまざまな療養支援が可能、心身の機能維持、家族の介護負担減など

図3 介護老人保健施設の1日の例

6：00	起床 洗顔などの身支度の準備
8：00	朝食 朝食後の口腔ケア、体調管理
10：00	診察、リハビリテーション
12：00	昼食 昼食後の口腔ケア
13：30	入浴 余暇活動（写真上） レクリエーション
15：00	おやつ
18：00	夕食 夕食後の口腔ケア
21：00	消灯

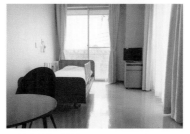

写真提供：医療法人一祐会介護老人保健施設ハーモニー（大阪府寝屋川市）

介護老人福祉施設（特別養護老人ホーム）

　介護老人福祉施設（特別養護老人ホーム、通称：特養）は、**常に介護が必要な要介護者**を受け入れ、日常生活上の支援や生活機能訓練などを提供する施設です。ただし、新たに入所する要介護1・2の人は、やむを得ない理由がある場合を除いて利用できません。長い療養生活を経てようやく入所となり、最期の場となることも多いため、**「終の棲家」**とも呼ばれます。

　また、この施設は利用者にとって最期まで住み続ける「居宅（自宅）」でもあります。そのため、年間行事や日常生活における余暇活動にも力を入れ、利用者の人生が彩りのあるものになるよう支援しています（**図4**）。

● 利用条件：常に介護が必要で、在宅生活が困難な要介護者
● 受けられるサービス：日常生活の支援、生活機能訓練など
● メリット：心身の機能維持、余暇活動の充実など

図 4 　介護老人福祉施設の余暇活動の例

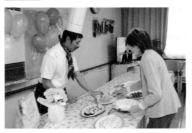

レクリエーション（ケーキバイキング）

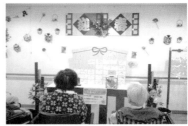

施設内での初詣

写真提供：社会福祉法人枚方療育園特別養護老人ホーム津田荘（大阪府枚方市）

Column

令和3年度介護報酬改定と看取りの強化

　現在の日本は超高齢多死社会です。病床数の増加は見込めないため、居宅以外では介護施設で最期のときを迎える人が増加することが予測されます。

　これをふまえ、令和3年度介護報酬改定では、介護老人保健施設（老健）と介護老人福祉施設（特別養護老人ホーム）に看取り介護加算が拡充されるとともに、算定要件とし

て看取りへの対応の充実が求められました。厚生労働省の「人生の最終段階における医療・ケアの決定プロセスに関するガイドライン」等に沿った取り組みを行うことをふまえ、看取りに関する協議等にそれぞれ支援相談員（老健の場合）、生活相談員（特養の場合）の参加が明記されています。

介護療養型医療施設

介護療養型医療施設は、**長期にわたって医学的管理下の療養が必要な要介護者**を受け入れ、居宅での自立した生活をめざす施設です。療養病床などを有する病院や診療所がこれに該当します。介護老人保健施設よりも手厚い医療と介護を提供するのが特徴ですが、令和5(2023)年度末に廃止が予定され、介護医療院等への移行が進められています。

- 利用条件：病状は安定しているが長期の医学的管理が必要な要介護者
- 受けられるサービス：医学管理、看護、介護、生活機能訓練など
- メリット：医療サービスの充実、心身の機能維持、家族の介護負担減など

介護医療院

介護医療院は、**長期にわたって療養が必要な要介護者**を受け入れる施設です。利用者が可能な限り自立した日常生活を送れるよう、医学管理、看護、介護、機能訓練、その他必要な医療とサービスを提供します。

これは比較的新しい施設で、**医療が住まいと暮らしを支える新たなモデル**として平成30(2018)年に創設されました。長期の療養生活のなかで、プライバシーの尊重や家族・地域住民との交流といった「住まい」としての機能を重視しつつ、必要な医療処置や看取りを実施できるところに特徴があります。

- 利用条件：長期にわたって療養が必要な要介護者
- 受けられるサービス：医学管理、看護、介護、療養上の管理、生活機能訓練など
- メリット：「暮らし」の要素がある療養生活、心身の機能維持、家族の介護負担減など

それぞれ異なる
特徴があるんだね

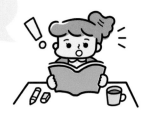

⑤ 地域密着型サービス

　これまでみてきた介護保険の施設サービスは、居住地域ではない市町村にある事業所や施設の利用もあります。これにより、幅広い選択肢から、利用者や家族のニーズに沿った利用がしやすくなっています。一方で、場合によっては**住み慣れた地域を離れて生活することになってしまう**というデメリットもあります。

　そこで平成18(2006)年から設けられたのが**地域密着型サービス**です(**表1**)。これは、要介護状態になってもできるだけ**住み慣れた地域での生活を継続できる**ように設けられたサービスで、原則として**その施設のある市町村の要介護者または要支援者**だけが利用できます。地域住民と交流しやすい立地や、地域の顔なじみの職員によるサービスを受けられることが特徴で、「地域で暮らし続ける」ことを実現するものとして注目されています。

表 1　主な地域密着型サービス

サービス	方法	内容	要支援者の利用
夜間対応型訪問介護	居宅に訪問	夜間に訪問介護員(ホームヘルパー)が定期巡回または随時対応を行う。	×
定期巡回・随時対応型訪問介護看護		日中・夜間を通じて24時間、定期巡回と随時対応が行われる。看護師も連携しており、訪問介護と訪問看護の一体的なサービスが提供される。	×
地域密着型通所介護	施設に通う	利用定員19人未満の小規模の通所介護。	×
認知症対応型通所介護		認知症の特性に対応したケアを受けられる通所介護。	○
小規模多機能型居宅介護	訪問・通い・宿泊の組み合わせ	p.65参照。	○
看護小規模多機能型居宅介護		p.66参照。	×
認知症対応型共同生活介護(グループホーム)	小規模な施設等での生活	比較的安定した状態にある認知症の利用者が入所し、家庭的な環境と地域住民との交流のもとで、日常生活上の支援や、機能訓練などのサービスを受ける。1つの共同生活住居(ユニット)につき5〜9人の利用者が、介護スタッフとともに生活する。	要支援2のみ○
地域密着型介護老人福祉施設入所者生活介護(地域密着型特別養護老人ホーム)		入所定員30人未満の介護老人福祉施設(特別養護老人ホーム)。少人数で家庭的な雰囲気があり、地域との結びつきも重視する。	×

⑥ その他の入所型施設

有料老人ホーム

有料老人ホームは、老人福祉法に基づき、入居した高齢者に①食事の提供、②介護（入浴・排泄・食事）の提供、③洗濯・掃除等の家事の供与、④健康管理のいずれかのサービス（複数も可）を提供している施設です。有料老人ホームの事業者が介護保険の「**特定施設入居者生活介護**」の事業者指定[*3]を受けると、入居者への介護サービスが介護保険の居宅サービスとして提供されます。

なお、特定施設入居者生活介護には、特定施設のスタッフが介護サービスを提供する場合（一般型）と、特定施設のスタッフが作成したケアプランに基づいて外部のサービス事業者が介護サービスを提供する場合（外部サービス利用型）があります。

＊3 特定施設入居者生活介護の事業者指定は、ほかに軽費老人ホーム（ケアハウス）や養護老人ホームも受けることができる。

サービス付き高齢者向け住宅

サービス付き高齢者向け住宅（通称：サ高住）は、**高齢者が居住できる賃貸等の住まいです**（**図5**）。高齢者に適した設備と見守りサービス（安否確認サービス、生活相談サービス）が必須の施設になります。平成23（2011）年の「高齢者の居住の安定確保に関する法律（高齢者住まい法）」の改正によって創設されました。

なお、上記のサービスに加えて、「食事の提供」「介護の提供」「家事の供与」「健康管理」のいずれかを実施している場合は、老人福祉法に基づく有料老人ホームとみなされます。

図 5 サービス付き高齢者向け住宅の例

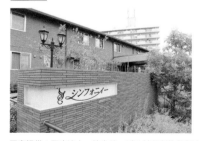
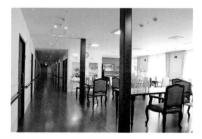

写真提供：医療法人一祐会サービス付き高齢者向け住宅シンフォニィー（大阪府寝屋川市）

Work あなたの身近にある療養の場と
サービスを提供する施設をまとめてみましょう。

	施設の名称	施設の特徴
居宅に訪問		
施設に通う		
訪問・通い・宿泊の組み合わせ		
短期間の宿泊		
施設等で生活		

⑦ 居宅の特徴と退院支援

居宅：医療設備がない暮らしの場

　一通り施設（サービス）をみてきたところで、あらためて居宅（自宅）等の特徴も考えてみましょう。

　居宅は、地域の人々の暮らしが営まれる「住まい」、暮らしの場です。そして多くの場合、家族がともに住んでおり、暮らしの主体となっています。また、住み慣れた地域にある居宅で最期まで暮らしたい、という思いは多くの方が感じています[*4]。**慣れ親しんだ環境で過ごしやすく、安心できること**が特徴といえるでしょう。ただし、医療従事者は常駐しておらず、病院にあるような設備や備品もありません。医療施設と比べ、いざというときのすみやかな対応は難しい環境です。

 病院と居宅の主体
➡p.17

＊4 平成30年版高齢社会白書によると、自分の介護が必要になったときに自宅で介護を受けたいと回答した人は全体で73.5％であった（「自宅で家族中心に介護を受けたい」「自宅で家族の介護と外部の介護サービスを組み合わせて介護を受けたい」「家族に依存せずに生活ができるような介護サービスがあれば自宅で介護を受けたい」の合計、調査対象は全国の40歳以上の男女）。

病院＝非日常からの退院支援

　さて一方で、病院は治療を行う場です。治療や入院生活に必要な設備や備品も整えられており、状況に応じた適切な対応が行われます。また、治療管理のため、起床や消灯といった生活のルールも定められています。**病院での生活は療養者にとって非日常的な生活なのです。**

　退院によって、非日常である病院から、日常である居宅へと療養の場を移行することになります。退院支援においては、**病院での当たり前が居宅での当たり前にはならないことに注意しましょう。**特に重要なのは、常時の医療対応や生活支援がない日常に戻っても、**療養者がQOLを維持・向上できるようにすることです。**そのためには、意思決定支援と退院調整が大事です。**意思決定支援**では、どのような医療・ケアを受け、どこで暮らすのか、どのような社会資源を活用するのか、といった決定に際して必要な情報提供を行ってサポートします。**退院調整**では、患者とその家族が望む暮らしができるよう、活用できる資源（人・モノ・制度等）を組み合わせて退院後の環境を整えます。

　また、**退院支援看護師**をはじめ、保健・医療・福祉にかかわる多職種でカンファレンス（**図6**）を行うなど、多角的な視点から療養者の暮らしを考えて、連携・支援していくことも重要になります。

図 6 　退院支援カンファレンスで意見交換する内容の例

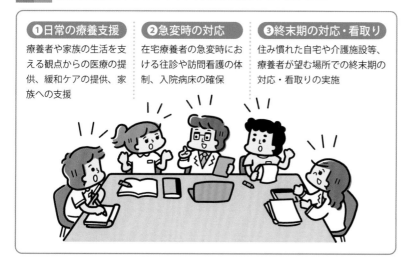

❶日常の療養支援
療養者や家族の生活を支える観点からの医療の提供、緩和ケアの提供、家族への支援

❷急変時の対応
在宅療養者の急変時における往診や訪問看護の体制、入院病床の確保

❸終末期の対応・看取り
住み慣れた自宅や介護施設等、療養者が望む場所での終末期の対応・看取りの実施

※医師、看護師、リハビリテーション部門、医療ソーシャルワーカー（MSW）、必要に応じて薬剤師やケアマネジャーなどが参加。

🖊 退院支援看護師
　退院支援部門や地域連携部門など、病棟以外にも配属され、患者の入院から退院までの経過を予測して退院支援を行う。平成28（2016）年の診療報酬改定で新設された退院支援加算（平成30年の改定で入退院支援加算に変更）により、多くの病院で退院支援を担う看護師が配置されるようになった。

🔍 退院支援カンファレンスの例➡**p.92**

療養者の内面や役割の変化にも注目

前項で、退院後の療養者のQOLについて触れましたが、これは医療サービスや生活支援の有無に限った話ではありません。療養者の内面も合わせて考える必要があります。これを考えるにあたって、メレイスの**移行理論（トランジション理論）**から「健康−疾病移行」（健康から病気になる状況）を参考にしてみましょう。簡単に言えば、移行理論とは、健全な移行（人生のある状況が次の状況に移ること）のメカニズムとそのための看護介入を考えるものです。

健全な移行には**新たな役割の獲得**が重要であるとされ、**新たな役割が獲得できない場合には役割不全が生じる**ことになります。たとえば健康−疾病移行では、糖尿病と診断された人は、その治療だけでなく合併症予防にも取り組む役割を引き受けていかねばならず、生活の変化にとまどう、というような例が考えられます。また、退院してひとり暮らしの居宅に戻った際に、自分の食事や衣服を用意する役割を引き受けなければならず、暮らしに苦労する、というような例も考えられるでしょう。この場合は適切なサービスの提供が解決につながります。

看護師は、このような役割不全を理解したうえで療養者の内面と暮らしをイメージし、療養者とその家族のQOL向上を意識するとよいでしょう。療養者が新しい役割を十分に認識し、それを継続できるようサポートすることも重要です。

⑧ 療養の場が多様化するなかでの看護の継続性

小刻みに場が変化するなかでの看護

地域・在宅看護や退院支援を考えるうえでは、**療養の場の変化をふまえた看護の継続性**を意識することが重要になります。在院日数が短くなる一方、必要に応じて入退院や転院が行われ、療養の場は変化しやすい状況になっているためです。

こうした状況から、これからの医療は「ときどき入院、ほぼ在宅」とよくいわれます。しかし、看護において大事なのは、**医療や看護が小刻みになる**ということです。たとえば、病気になって入院—転院—施設で療養—在宅で訪問看護、といった例では、短期間で療養の場が変化していくことになりますが、医療や看護の提供者もそのたびに変わりかねません。

移行理論
　ここではごく簡単な説明にとどめているが、移行（トランジション）は本来さまざまな要素が関連する複合的な概念である。また、健康−疾病移行のほかに2つのタイプがあり、入退院に限らず活用可能な理論である。

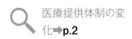
医療提供体制の変化➡**p.2**

図 7 各場面における看護師の主な対応

退院支援看護師・病棟看護師
- ●患者・家族の全体像の把握
- ●継続が必要となる処置やケアの簡素化
- ●疾患や治療・ケアに対する認識の確認と理解の促進
- ●患者・家族の意向に沿うサービスや情報の開示と意思決定支援
- ●在宅療養移行への課題の検討
- ●地域へのケアの引継ぎ

外来看護師
- ●居宅での療養生活の情報収集とアセスメント
- ●疾患や治療に関する認識の確認と理解の促進
- ●利用しているサービスや支援に関する情報収集

退院調整

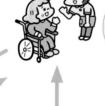

外来

退院支援
カンファレンス

訪問看護

訪問看護師
- ●療養生活のアセスメント
- ●継続が必要な処置やケアの実施
- ●入院していた病院での退院指導や調整に関するフィードバック
- ●支援内容の評価と修正
- ●入院することになった場合、療養生活における情報提供

退院支援看護師・病棟看護師・医療ソーシャルワーカーほか
- ●情報共有と課題の検討

いかに次の療養の場へつないでいくか

療養者が治療・療養の場を移動するにあたっては、次の療養の場に携わる職種に今までの看護の経過や今後の見通しを説明する必要があります。小刻みに展開される医療や看護を、**いかに次の担い手に情報をつないでいくか**が、**療養者への質の高い支援に直結する**のです。

一方で、情報がうまく受け渡されても、療養者のほうが新しい療養の場に対応できない場合があります。特に認知症をもつ人は、環境の変化により病状が悪化することがあります。また、新たな療養生活を始めてから気づくことも多いでしょう。

そうした場合は、療養の場の変化が療養者と家族にもたらす影響をふまえ、それぞれの思いに寄り添うことがまず重要でしょう。そのうえで、入院していた病院の退院支援・調整に対してフィードバックを行うとともに、**療養生活におけるサービスや支援内容の再評価・修正を検討する**ことが必要です（**図7**）。

このように、療養者・家族を中心とした継続的な看護ができるよう、細やかな調整が求められています。

Work 事例を通して、退院支援カンファレンスについて
考えてみましょう。

Aさん(80歳・女性)は、大腿骨頸部骨折のために手術を受
け、現在は地域包括ケア病棟に入院して理学療法を受けてい
る。近々退院予定であるが、筋力低下などがあり、退院後もリ
ハビリテーションの継続を検討している。介護認定申請の結果
は「要支援1」であった。

Aさんの夫は数年前に他界しており、1人息子は結婚して県外
で仕事をしている。Aさんは、できる限りひとり暮らしを続け、
自分で身の回りのことをしたいと考えているが、時折既往歴で
ある高血圧の薬の内服を忘れることがある。また、スーパー
マーケットは徒歩20分程度の場所にあるため、毎日の買い物
をどのようにしていこうかと悩んでいる。趣味は料理とカラオ
ケであり、友人とカラオケ喫茶に行くことを楽しみにしている。

● 退院支援に際して、どのような職種と退院支援カンファレンスを
行うとよいでしょうか。

● カンファレンスに参加する職種の主な役割を考えてみましょう。

● 事例の状況をふまえて、Aさんに必要なサービス(インフォーマル
なものを含む)を考えてみましょう。

Column

居宅介護支援事業所と訪問介護

居宅介護支援事業所は、常駐するケアマネジャーが要介護認定
者に対して居宅サービス計画(ケアプラン)を作成し、介護保険
サービスを提供する事業所(訪問介護事業所)との連絡・調整を行
います。利用者はケアプランに基づいて訪問看護のほか、訪問介
護などのサービスを受けることができます。なお、訪問介護の主
な内容としては、食事・入浴・排泄などの介護(身体介護)や、掃
除・洗濯・買い物・調理などの生活の支援(生活援助)があります。

第 **6** 章

事例検討

「暮らし」を 理解したうえでの アセスメント

ここまで学んできた知識を生かしつつ、
地域・在宅看護の事例をみていきます。
あなたならどのようなサポートをするか
考えながら学習していきましょう。

事例1　認知症をもちながらひとりで暮らす人を支える
事例2　障害児とその家族の状況を理解してクリニックで支援する
事例3　筋萎縮性側索硬化症（ALS）で在宅療養を選択した
　　　　人を支える
事例4　夫婦ともに精神遅滞をもつ家族を支える
事例5　在宅酸素療法を行う人を支える

第6章 「暮らし」を理解したうえでのアセスメント

事例 1

嘉数知子

認知症をもちながらひとりで暮らす人を支える

甲斐田マツさん（仮名）　80歳代・女性

診断
アルツハイマー型認知症
（今回受診して診断）

職歴等
専業主婦であったが、近くの保育所で時間外保育のパートを60歳代のときに5年間したことがある

暮らしの場
現在の住まいには、結婚したときから居住しており、近隣の人々とも交友がある

家族背景
一軒家にて独居。夫は10年前に他界、娘は1人いるが県外に家庭をもっている

これまでの経緯

- 近隣のスーパーマーケットで、毎日店員を呼び止めて長時間意味がわからない内容を話し続けたり、お金を持たずにレジに来たりといったことがあり、市役所が相談を受けた。
- 地域包括支援センターを通して依頼を受けた訪問看護師が、スーパーマーケットに出向いてご本人に声をかけ、そのまま一緒に自宅を訪問することとなった。
- 自宅内は物の整理がされておらずゴミもたまっている。ちらりとみえた冷蔵庫内は食材であふれ、古いものも混じっている様子。居室のベッドの周辺には衣類がまとまっておいてあるが、洗濯済みのものとそうでないものが混在している。
- 介護保険サービスはまだ導入されていないことを確認。ご本人の了承を得て娘さんに連絡し、娘さんも交えて今後の生活支援について相談することとなった。要介護認定の申請の結果「要介護2」の認定を受けた。

1 本人・家族の気持ちとニーズ

本人（甲斐田さん）
「私は十分ひとり暮らしできてます。うっかりゴミ出しの日を忘れることはあるけど、食事も掃除も自分でできてます。毎日忙しくしてますよ、買い物に行ったりね。ここは結婚したときからずっと住んでます。お父さんが亡くなったから私がちゃんと仏壇のお世話をしないと。ひとり暮らしで娘には心配かけてしまうので、娘がそうしなさいというなら介護の人にきてもらおうかしら」

娘さん
「1年くらい前から物忘れがあり、同じことを繰り返すなと思っていましたが、年も年だしそんなものだろうと思っていました。様子を見に実家に帰りたいですが、私も家族と仕事があって頻繁には無理です。母が親しんだ家ですので、自宅で暮らしたいというのであればそうできるといいのですが……。母の子どもは私1人ですし、生活をお手伝いしてくださる方がいてくださるのならありがたいです」

2 医師の診断と指示

● 受診の結果、アルツハイマー型認知症と診断。認知症の状況は、改訂長谷川式簡易知能評価スケール（HDS-R）で18点、認知症高齢者の日常生活自立度でランクⅡ（Ⅱb）[*1]。
● アリセプト錠5mg 1日1回朝処方。訪問看護指示書には、「物忘れが目立つため、小さい錠剤の服薬管理に留意しつつ、認知症の症状の進行に注意し、生活の見守りを中心に支援する」とありました。

3 考えられる提案

支援の方針
ひとり暮らしでも安心して日常生活が営めるよう生活援助を行い、確実に服薬を続けるためのサポートと身体状況の把握を行う。

❶介護保険による居宅サービスの利用

訪問看護（週1日）
　体調管理のほか、室温調整などの環境整備、適切な衣服の選択、水分摂取の確認を行います。内服が継続できるよう、**服薬管理**には服薬カレンダーを利用し、1週間分の内服薬をセッティングします。本人には、朝

＊1「家庭内でも日常生活に支障をきたすような症状・行動や意思疎通の困難さが多少見られていても、誰かが注意していれば自立できる」状態をさす。

 認知症の症状
認知機能障害（中核症状）と行動・心理症状（BPSD）に大別される。認知機能障害には全般性注意障害や記憶障害などがあり、行動・心理症状には徘徊や不安などがある。

甲斐田さんが今後生活を送るうえで、困ることや課題になることは何か考えてみましょう。

起床時に服用することを説明し、ヘルパーにも訪問時に服薬できているか確認することを依頼するようにします。

訪問介護（週3日）

生活援助と身体介護を組み合わせながら、「ゴミ出しの支援」「食材の管理」「買い物の付き添い」「洗濯・掃除の手伝い」「通所介護利用時の着替えの手伝い」などを行います。サポート方法は本人の手伝いを中心としますが、混乱時は家事代行の支援を行います。毎日どの介助を提供するのかについては、本人のニーズに合わせて1週間ごとにプランを立てます。

通所介護（週3日）

日中の見守りの機会になり、機能訓練やほかの利用者とのレクリエーションに参加することで認知機能低下の予防が見込めるため、保育所が併設されているデイサービスを利用し、1日過ごしていただきます。

❷近隣の方などインフォーマルな資源を利用する

本人と娘さんの承諾を得て、両隣に暮らす方々に、今後甲斐田さん宅に介護サービス担当者がよく出入りすることを説明し、今後気にかかることがあれば担当ケアマネジャーに連絡してほしいと伝えます。また、介護サービスを利用することとなった経緯をよく行くスーパーマーケットにも連絡します。以上、❶❷の内容から、居宅サービス計画書（ケアプラン）は**表1、2**、週間サービス計画表は**表3**のようになります。

生活援助と身体介護

訪問介護（ホームヘルプサービス）は介護福祉士やホームヘルパー（訪問介護員）が居宅に訪問して行うものである。訪問介護のうち、「生活援助」は洗濯、掃除、調理など家事に関する支援のことをいう。「身体介護」は排泄や入浴の介助、食事介助や移動介助といった、身体に直接触れて行う支援のことである。

表1　居宅サービス計画書（1）

<table>
<tr><td colspan="2">第1表</td><td colspan="3">居宅サービス計画書（1）</td><td>作成年月日　令和　○年　○月　○日</td></tr>
<tr><td colspan="5"></td><td>初回・紹介・継続　　認定済・申請中</td></tr>
<tr><td colspan="3">利用者名　甲斐田　マツ　　殿　　生年月日　昭和　○年　○月　○日</td><td colspan="3">住所　△△△△△△</td></tr>
<tr><td colspan="6">居宅サービス計画作成者氏名　○○○○</td></tr>
<tr><td colspan="6">居宅介護支援事業者・事業所名及び所在地　○○○○</td></tr>
<tr><td colspan="3">居宅サービス計画作成（変更）日　令和　○年　○月　○日</td><td colspan="3">初回居宅サービス計画作成日　令和　○年　○月　○日</td></tr>
<tr><td colspan="3">認定日　令和　○年　○月　○日</td><td colspan="3">認定の有効期間　令和　○年　○月　○日　～　令和　○年　○月　○日</td></tr>
<tr><td>要介護状態区分</td><td colspan="5">要介護1　・　要介護2　・　要介護3　・　要介護4　・　要介護5</td></tr>
<tr><td colspan="2">利用者及び家族の生活に対する意向を踏まえた課題分析の結果</td><td colspan="4">ご本人「このまま自宅で暮らしたい。ひとりで生活できると思うが、娘が心配しているので、介護の人に手伝ってもらえるならそうしようと思う」
娘さん「母が慣れ親しんだ家なので、ひとりでも大丈夫なら母の希望通りにしたい。自分も協力したいが家族と仕事があり、頻繁には難しい。介護サービスで支援してもらえるとありがたい」
以上から、ひとりでも安心して日常生活が営める環境づくりが必要です。また、確実に服薬を続けるためのサポートと今後の身体状況や認知機能の把握も必要となります。</td></tr>
<tr><td colspan="2">介護認定審査会の意見及びサービスの種類の指定</td><td colspan="4"></td></tr>
<tr><td colspan="2">総合的な援助の方針</td><td colspan="4">●長く住んでいるご自宅でなるべく生活を続けることができるように支援いたします。
●継続的な内服治療が必要ですので、薬と体調の管理を訪問看護師に行ってもらいます。
●ひとり暮らしでいらっしゃいますので、家事をひとりでも行えるように訪問介護サービスにてお手伝いいたします。
●おひとりでいらっしゃるのをご家族も心配なさっているので、週のうち数回はデイサービスを利用して機能訓練などを行い、活動的な過ごし方をしていただき、同時にお見守りの機会といたします。
●今後おひとり暮らしでのご心配ごとがありましたら、その都度ご相談をいただいたうえでプランを調整いたします。</td></tr>
<tr><td colspan="2">生活援助中心型の算定理由</td><td colspan="4">1. 一人暮らし　　2. 家族等が障害、疾病等　　3. その他（　　　　　　　　　　　　　　　　　　　　）</td></tr>
</table>

表 2 居宅サービス計画書（2）

| 第2表 | | | | 居宅サービス計画書（2） | | | 作成年月日 令和 ○年 ○月 ○日 | | |

利用者名　甲斐田　マツ　　殿

生活全般の解決すべき課題（ニーズ）	目標				援助内容				
	長期目標	（期間）	短期目標	（期間）	サービス内容	※1	サービス種別	※2	頻度	期間
#1　体調に不安があるが定期的に薬と体調を管理してもらい安心して暮らしたい	体調と認知能力が安定している	1年	確実に内服できる	6か月	●内服薬のセッティング ●体調の管理 ●室内の環境整備 ●かかりつけ医への報告、相談	○	訪問看護	A訪問看護ステーション	週1回	1年
#2　ひとりで家事をすると負担があるので手伝ってもらいながら家事を行いたい	自宅の家事を継続できる	1年	毎日の家事を行うことができる	6か月	●食材の管理 ●買い物の付き添い ●洗濯、掃除の手伝い ●ゴミ出しの手伝い ●食事の支度手伝い ●基本はご本人の手伝いとするが困っているときは家事代行とする ●通所介護前日は持ち物や服装の準備をする	○	訪問介護 （身体介護） （生活援助）	Bヘルパーサービス	週に2日は朝夕 週に1日は朝のみ	1年
#3　人との交流をしながら活動的にまた安全に1日を過ごしたい	身体能力と認知能力を維持できる	1年	通所介護利用に拒否がなく人との交流を楽しむことができる	6か月	●自宅送迎 ●体調管理 ●入浴介助、食事提供 ●レクリエーション ●機能訓練 ●口腔ケア管理	○	通所介護	Cデイサービス	週3回	1年

※1 「保険給付対象かどうかの区分」について、保険給付対象内サービスについては○印を付す。
※2 「当該サービス提供を行う事業所」について記入する。

表 3 週間サービス計画表

| 第3表 | | | | 週間サービス計画表 | | | | 作成年月日 令和 ○年 ○月 ○日 | |

利用者名　甲斐田　マツ　　殿

		月	火	水	木	金	土	日	主な日常生活上の活動
深夜	0:00								
	2:00								
	4:00								
早朝	6:00								
	8:00								起床
									朝食
午前	10:00	通所介護	訪問介護（身体・生活）	通所介護	訪問介護（身体・生活）	通所介護	訪問介護（身体・生活）		服薬
	12:00								昼食
午後	14:00								
	16:00		訪問介護（身体・生活）		訪問介護（身体・生活）		訪問看護		買い物
									夕食
夜間	18:00								
	20:00								
深夜	22:00								就寝
	24:00								
週単位以外のサービス		かかりつけ医を受診（月1回）							

4 サービスを導入した結果

- サービス開始当初は、毎日来るヘルパーに対し「頼んだ覚えはない」と追い返すこともあったが、徐々に「生活を手伝ってくれる人」と認識するようになった。
- 内服は、ヘルパーの見守り機能もはたらき、確実に服薬継続ができた。訪問介護を利用することで、見守りのもとで家事を行えるようになり、食材や衣服の管理も継続できるようになった。
- 通所介護の利用時には落ち着かず、館内を歩き回るようなこともあったが、保育所と併設している施設であったため、園児とのふれあいの時間をとても喜んで過ごしていた。
- 近隣の方々からの連絡は特になかったが、居宅訪問時にヘルパーや訪問看護師と打ち解けて会話ができ、最近の近所付き合いの様子などを共有することができた。

5 事例のその後

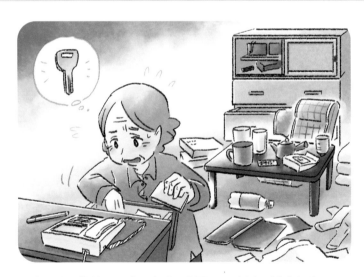

- 内服薬を継続し、訪問介護を利用して生活の援助を受けていたが、徐々に認知症が進行し、物忘れが多くなってきた。自宅の鍵、現金をどこかに移してそのまま失くしてしまうことがよくみられる。また、それらを探そうとするためか、箪笥や引き出しの中身をすべて出してしまい、そのまま整理ができなくなった。
- サービス導入後1年が経つころには、見守りのもとでできていた家事ができなくなり、訪問介護の内容を家事を代行するサー

ビスに変更した。
- ●通所介護の利用時には普段通りに過ごしているが、**自宅に帰ると落ち着かない**。訪問介護の予定がない時間帯に、玄関の前に不安な様子で立っていることもある。隣人が気にして声をかけると、「介護の人がくるのを待っている」と話し、隣人から事業所に連絡があることも多くなった。
- ●**自宅周辺を徘徊する**ようになり、ヘルパーの訪問時に不在のことが増えた。近隣の事情を知っている方々や、行きつけのスーパーマーケットの従業員の方に連れて帰ってもらうこともあった。
- ●症状の進行により、今までのように安全に生活が送ることが難しくなっている状況を受け、今後の支援方針を相談するため、サービス担当者会議を開催した。

6 サービス担当者会議（自宅にて開催）

※出席者：ご本人（別室）、娘さん、かかりつけ医、訪問看護師、訪問介護サービス提供責任者、通所介護生活相談員、担当ケアマネジャー

娘さん
「みなさん、いつも母のために支援してくださって本当にありがとうございます。本来なら娘の私がこちらで世話をしないといけないのに、無理を申してすみません。なんとか週末だけでも母の様子をみるように仕事の調整もしたいと思っています。母は慣れたこの家でできるだけ暮らしたいといっていますが、私としては安全でないのであれば今後施設入所も考える必要があると思っています。母は今別室におります。私から今日のお話は伝えます」

かかりつけ医
「現在の内服処方は『アリセプト錠10mg1日1回朝、抑肝散一包夕食前』です。初診時に比べ、認知症の症状が増しています。内服治療は認知症の進行を遅らせる効果はありますが、完治させるようなものではありません。今後はいかに安全に生活できるか見守りをしていく必要がありますね。今後も定期的な受診をしていただき、必要なら内服処方を調整していきましょう」

訪問看護師
「服薬カレンダーを使ってご自身で服薬できていましたが、現在は朝夕ヘルパーさんが促さないと服用できなくなっています。食事や飲水、排泄など一般的な体調管理についてはデイサービスで

サービス担当者会議
介護支援専門員（ケアマネジャー）が立てたケアプランの内容について、各サービスを担当している者が集まって検討する会議。ケアプランの共有や、課題解決の方法についての意見交換を行う。

第6章 「暮らし」を理解したうえでのアセスメント

も見てくださっているので今のところは安心です。介護体制が継続でき
ていれば日常生活は見守りができますが、今後夜間帯の徘徊が出現する
と心配です。

　訪問看護は週1回のプランですので、デイサービス、ヘルパーさんと
情報共有を密にしていきます」

訪問介護サービス提供責任者
「以前はこちらが少し声をかけると自主的に家事をしておられ
ました。現在は声をかけても何をしてよいかわからないよう
で……。家事はこちらがすべて代わりに行っています。食事も前は一緒
につくっていましたがそれもできなくなり、今は夕食に配食サービスを
使い、それをこちらがセッティングして召し上がっていただいています。夕方に訪問すると玄関先でずっと待っていてくださるときもあり、
季節によっては体調も心配です」

通所介護生活相談員
「デイサービスご利用時は比較的表情も穏やかで落ち着いてい
ます。館内をひとり歩きされることもあり、帰宅願望をおっ
しゃるときもありますが、スタッフがお話し相手になることでそれ以上
興奮なさることはないです。保育所の園児さんたちといっしょに折り紙
をしているときは一番うれしそうです。可能でしたらデイサービスの利
用回数を増やすのはどうでしょうか」

担当ケアマネジャー（介護支援専門員）
「ご本人が慣れたご自宅での生活を継続したいと思っていらっ
しゃるので、それをサポートしていきましょう。訪問介護は
続行でいきましょうか。通所介護の利用は確かに回数を増やしたほうが
見守りの機会になります。ご本人と娘さんの意向を聞きながら、限度額
も確認して今後プランを変更しましょう。

　現在要介護2ですが、症状の進行があるので要介護度の見直しが必要
かと思います。徘徊についても心配なところですが、市で貸し出してい
る小型のGPS機器の利用も提案できたらと思います。ポーチのようなも
のに入れていつも携帯できるような工夫を考えてみようと思います。今
後は施設入所も視野に入れて情報提供をいたします」

　サービス担当者会議をふまえてケアプランを変更し、週間サービス計
画表は**表4**のようになりました。

 Work 　現在の甲斐田さんが安全に暮らすための支援とし
て、ほかにどんなことが考えられるでしょうか。
互助についても考えてみましょう。

表 4 現在の週間サービス計画表

| 第3表 | | | | | | | | 週間サービス計画表 |

利用者名　甲斐田　マツ　　殿　　　　　　　　　　　　　　　作成年月日　令和　○年　○月　○日

		月	火	水	木	金	土	日	主な日常生活上の活動
深夜	0:00〜6:00								
早朝	6:00〜8:00								起床 / 朝食
午前	10:00						訪問介護(身体・生活)		服薬
		通所介護	通所介護	通所介護	通所介護	通所介護			昼食
午後	16:00	訪問介護(身体・生活)	訪問介護(身体・生活)	訪問介護(身体・生活)	訪問介護(身体・生活)	訪問看護			配食の受け取り / 夕食
夜間	18:00〜22:00								
深夜	22:00〜24:00								就寝
週単位以外のサービス	かかりつけ医を受診(月1回)、GPS機器のレンタル								

Column

徘徊する高齢者を地域でサポートする方法

　認知症の行方不明者のうち、約97％が同年度中に発見されたとするデータはあるものの、見つからない方や死亡した状態で見つかる方も多くいます※。徘徊する高齢者を守るため、自治体では以下をはじめとするさまざまな取り組みがなされています。

❶認知症サポートキャラバン：講師(キャラバンメイト)が地域住民を対象に認知症の理解と対応について講習を行い、近隣の認知症の方々を町内で見守ることができるような啓発活動をしています。講習を受けて「認知症サポーター」となると、その証としてオレンジリングが渡されます。

❷地域ケア会議：地域包括支援センターが中心となり、徘徊のある認知症療養者などに対し、サービス担当者だけでなく地域でどう支えていくかを検討し、その内容をケアマネジメントに活かしていくものです。

❸GPS機器の貸し出し：「認知症老人徘徊感知機器」はもともと介護保険の福祉用具としてレンタルできますが、GPS機器は含まれていませんでした。現在はその必要性が高く、自治体によっては介護保険適用になっていますし、介護保険ではなく自治体独自のサービスとして貸し出しをしているところもあるようです。

※厚生労働省：行方不明になった認知症の人等に関する調査結果の公表等.
https://www.mhlw.go.jp/stf/houdou/0000058648.html(2021.8.10アクセス)

嘉数知子
事例提供：氏家芳枝

障害児とその家族の状況を理解してクリニックで支援する

青空くん（仮名）　5歳・男児

体格	知能レベル	診断
身長95cm、体重16kg（5歳0か月時点）	2歳〜2歳半	ダウン症、右心室中隔欠損症

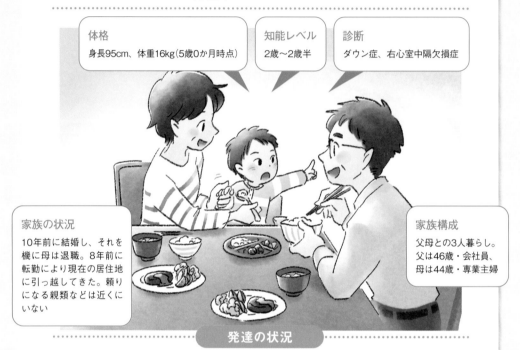

家族の状況
10年前に結婚し、それを機に母は退職。8年前に転勤により現在の居住地に引っ越してきた。頼りになる親類などは近くにいない

家族構成
父母との3人暮らし。父は46歳・会社員、母は44歳・専業主婦

発達の状況

●2歳6か月頃にひとり歩き。階段を上ることはできるが、後ろ向きでしか降りられない。長い距離は歩けない。音楽に合わせて体を動かすことが好きで、音楽絵本のスイッチを自分で押して、ひとりで踊っている。

●言葉の理解はでき、概ね指示に従うことはできる。発語は単語が主だが、時々うまく会話が成立する。反対に意味不明のことを流暢に話すこともある。初対面の人の前や緊張が強い場面では特に言葉が出なくなり、よくかんしゃくを起こす。

●3歳からトイレットトレーニングを始めたが、排尿の感覚が明確でなく失禁もみられるため、現在もパンツ式紙おむつを使用。排便は自分で訴えるが、3日間ないときには、母が浣腸を行い、トイレで排泄している。

●離乳食の進行が遅く、3歳まで軟食。現在は両親と同じものを食べるが、食事に集中することが困難で、つきっきりで促す必要がある。大きなものをかみ切れないため、一口大に切っている。食事中は時々むせもあり、注意して見守りをしている。偏食があり、野菜を好まない。苦味のあるものは口に入れても吐き出してしまうことが多い。スナック菓子を食べ始めると際限なく食べる。

●入浴は嫌いで、なだめながら介助している。ときにかんしゃくを起こし、母1人では手に負えなくなるときもある。歯磨きは自身で行おうとするが、仕上げ磨きは介助必要。

1 出生前後の経過

- 高齢出産のため、出生前診断を受け、ダウン症の疑いが指摘された。医師、看護師、そして、妊婦訪問で指導を受けた保健師・助産師にも相談し、夫婦で熟慮した結果、「授かった生命を大切に育てる」と決意し、出産に至った。
- 大学病院で妊娠38週、自然分娩で出産。出生時体重2,650gであった。右心室中隔欠損症を合併していたが、外科的治療については、成長を待って検討することを医師から説明を受けた。
- 退院後は2週間後・1か月後に産後健康診査。1か月後には保健師の訪問*1を受けたが、身体的に大きな問題はなく、このあとはかかりつけの小児科医（クリニック）に定期的に受診することで様子をみることになった。
- 生後1年間はRSウイルス感染症予防注射（シナジス）を毎月接種した。
- 現在も1か月に1度外来通院を続けている。今のところ心臓の機能も問題はなく、自覚症状もみられないため経過観察中。

*1 母子保健法による新生児訪問や、児童福祉法による乳児家庭全戸訪問事業および養育支援訪問事業などがある。

2 発達に関する対策

- 0歳児から集団のなかでさまざまな経験をすることで発達が促される、ということで子ども発達支援センター「ひまわり園」を市の保健師が紹介。生後6か月から週5日午後2時〜4時の2時間、親子通園クラスにほぼ毎日通園している。
- 「ひまわり園」は子どもの定員25名で、保育士以外に、理学療法士、作業療法士、臨床心理士、臨床発達心理士がおり、チームでの保育や機能訓練、母親の育児相談の体制が整っている。
- 青空くんは通園を嫌がることはない。「ひまわり園」では音楽に合わせた運動や太鼓の演奏、積み木、図形の模写などを行っている。
- 生後1歳半の健康診査時に、市の保健師から療育手帳の紹介があった。市の障害福祉課で手続きを行い、療育手帳が交付された。

❗ 青空くんの発達を日本版デンバー発達判定法（DENVER Ⅱ）で評価してみましょう。個人－社会、微細運動－適応、言語、粗大運動はそれぞれどうなるでしょうか。

❗ 療育手帳制度は自治体によって内容が異なります。あなたの自治体の制度について調べてみましょう。

❗ これまでの青空くんと両親を支えた社会資源（フォーマル・インフォーマル）を列挙し、その役割を整理してみましょう。

3 母親の心理と周囲のサポート

- 母親は出産後、数か月は相談する人もなく、ひとりで悩むことも多かったが、クリニック通院中に看護師からダウン症の親の会を紹介された。以後、集団での学習会や親子で参加できるイベントに積極的に出席するようになった。同様の境遇を持つ親と知り合ったことで、先輩から助言をもらえたり、相談する相手ができたりして喜んでいる。

- ひとりでは子どもとの接し方、遊ばせ方に不安があったが、「ひまわり園」での様子や親の会で習ったことを参考にしながら接し、徐々に自信がもてるようになっている。
- 今は、就学を前にして学校の選択に悩んでいる。これまでは、ダウン症特有の顔貌(がんぼう)や行動、発達の遅れが気になり、健常児と接触させることに積極的になれなかった。しかし、これを機に他者との交流も必要ではないかと考えるようになった。
- 青空くんがうまく学校に通えるようになれば、空いた時間で自分も何か仕事(パート)に出たいと考えている。
- 父親(夫)は平日は残業も多く、青空くんとかかわる時間が少ない。しかし休日のイベントにはできるだけ一緒に参加するようにしている。青空くんはお父さんが大好きである。

> **Work**
> クリニックの看護師であるあなたに、母親から青空くんの就学についての相談がありました。どんな助言をするとよいか考えてみましょう。

4 考えられる提案

支援の方針
母親から青空くんの健康・発達の相談や心理的な悩みを聞きつつ、適切な相談先を紹介するとともに、青空くんの心疾患の顕在化に注意する。

❶母親の相談役に

　青空くんを大きく支えているのが母親です。現在は親の会など、家族の外のつながりに助けられていますが、悩みや相談に応じて適宜心理的にもサポートしていくとよいでしょう。
　また、この事例の場合は、より専門的な相談先として**子育て世代包括支援センター**[*2]が有用です(**図1**)。これは妊娠～子育てまでの切れ目ない

*2 母子保健法での名称は「母子健康包括支援センター」である。

支援を行うための施設で、さまざまな関係機関との連携により、必要な支援や情報が得られます。

❷就学についての情報提供

就学に際して、母親には学校選択の悩みがありました。基本的には市町村の教育委員会に相談し、就学4か月前までに行われる**就学時健康診断**や本人・家族との面談を通して総合的に判断したうえで、特別支援学校、小学校特別支援学級、小学校通級指導等に就学となる場合があります。本人・家族の意向は大切にされるため、この制度について伝えるとともに、希望する学校の見学を勧めるとよいでしょう。

就学時健康診断➡
p.58

❸心疾患への備え(臨床判断)

青空くんは右心室中隔欠損症がありますが、今のところ症状はなく、治療の必要に迫られていません。したがって、積極的な支援は不要ですが、常に変化に気を配っておく必要はあるでしょう。

図 1 子育て世代包括支援センターの主な連携機関と支援マネジメント

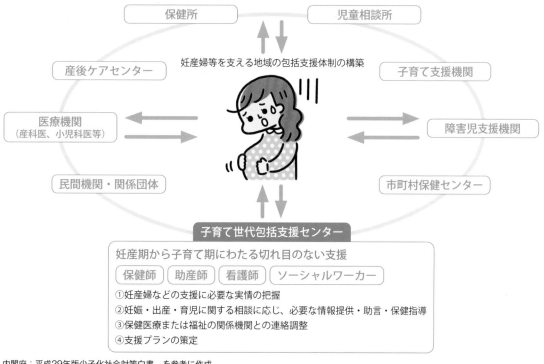

内閣府：平成29年版少子化社会対策白書．を参考に作成

嘉数知子
事例提供：氏家芳枝

筋萎縮性側索硬化症（ALS）で
在宅療養を選択した人を支える

須山たね子さん（仮名）　75歳・女性

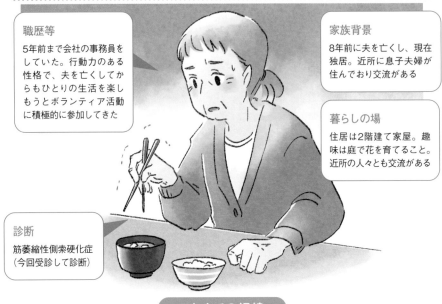

職歴等
5年前まで会社の事務員をしていた。行動力のある性格で、夫を亡くしてからもひとりの生活を楽しもうとボランティア活動に積極的に参加してきた

家族背景
8年前に夫を亡くし、現在独居。近所に息子夫婦が住んでおり交流がある

暮らしの場
住居は2階建て家屋。趣味は庭で花を育てること。近所の人々とも交流がある

診断
筋萎縮性側索硬化症
（今回受診して診断）

これまでの経緯

● 半年前に筋力低下を自覚していたところ、散歩中に転倒。その後徐々に両下肢の突っ張り感が増強し、つたい歩きとなった。

● 同時にボタンをはめるなど、指先での細かい作業が難しくなり、箸も持ちづらくなった。

● 受診し、精密検査を進めている期間に自宅内で倒れてしまい、自力で起き上がれなくなった。丸1日動けなくなっていたところ、仕事帰りに訪れた息子の妻に発見され緊急入院となった。

● 入院中に筋萎縮性側索硬化症（ALS）の確定診断がつき、本人と家族に病状と今後予想される経過が説明された。

● 現在の治療はリルゾール50mg1日2回内服、ラジカット60mg点滴、継続的なリハビリテーションである。

● ADL状況としては、嚥下障害はなく、粥食をスプーンで自力摂取できる。食器のふたを開けたりストローをさしたりする細かい動作には介助が必要。排泄は紙パンツを着用しているが、尿意便意はしっかりしているのでナースコールにてトイレ誘導介助している。

● 立位は不安定なため、車いす移乗時には介助が必要。保清はシャワーチェアでの介助浴を行っている。

● 今後の在宅療養もふまえて要介護認定の申請を行った結果、「要介護3」の認定を受けた。

1 医師からの説明

「ALSの症状の進行は人それぞれですが、いずれはベッドからの起き上がりも厳しい状態になります。食事も口からの摂取が難しくなるので、今後胃ろうをつくることも必要になります。呼吸が自力でできなくなってきたときには、生命維持のために人工呼吸器を装着することも考えなければいけません。

　状態が落ち着いている間は、介護を受けながら自宅で過ごすことは可能と思われます。しかし、状態が進行して人工呼吸器を装着するようになると社会福祉施設には入所できないため、ご自宅で対応できない場合は長期入院が可能な病院に入院することとなります。今後のことをご家族でよく話し合ってください」

 筋萎縮性側索硬化症（ALS）

原因や発症に至るメカニズムは不明だが、脳からの刺激が伝わらなくなり、筋力低下、筋萎縮が起こる難病。呼吸筋麻痺も起こり、人工呼吸器管理が必要になる。

2 本人・家族の気持ちとニーズ

本人（須山さん）
「歩けるようになったら退院しようと思っていたけど、よくなることはないのね……。リハビリは毎日がんばっています。できることは自分でしたいと思うの。動けるうちは家で暮らしたい。お父さんが亡くなったときも悲しかったけれど、残りの人生楽しんだほうがいいと思って今までやってきたし、これからもそうしたい。お父さんも喜ぶんじゃないかと思う」

息子
「ひとりで暮らすのは心配ですが、本人が自宅で暮らしたいのなら、いろいろなサービスも使いながらまずは自宅で様子をみようと思います。そのあとのことは、症状の進行があったときにその都度考えます。これからの病気の進行具合が一番心配です。本人には言ってないですけど、最後は入院しないと仕方がないかもしれません」

息子の妻
「義母の家は近いので、毎日仕事帰りに寄ります。でも昼間は行けないので、介護の方々にお世話になりたいです。義母はもともと元気な人ですし、できるだけ明るく過ごしてほしいです」

第6章

「暮らし」を理解したうえでのアセスメント

退院支援カンファ
レンス➡p.73

フェイスシート
多職種で対象の情
報を共有するための書
類。

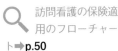
訪問看護の保険適
用のフローチャー
ト➡p.50

3 退院支援カンファレンス

※出席者：退院支援看護師、病棟看護師、担当訪問看護師、理学療法士、ケアマネジャー

退院支援看護師
「今回は、須山さんの退院後の療養について検討できればと思います。私のほうでは退院までのスケジュールを立て、須山さんがご自宅で過ごすための準備を進めます。在宅でサポートを担当される方にきちんと情報を引き継げるよう、フェイスシートを作成します。さて、担当医によると、須山さんはご自宅でもラジカット点滴とリハビリテーションの継続が必要です。サービスも含めて在宅での環境を整える必要があります。具体的にどのようなサービスを導入しますか？」

ケアマネジャー
「基本おひとりで生活されるということなので、日中ひとりでも困らないように訪問介護で生活支援をしていきます。ベッドサイドでポータブルトイレを使用されるので、その片付けや着替えの介助、毎日の掃除洗濯を行います。点滴治療とリハビリの継続も必要とのことなので、訪問看護の内容に組み込んで継続できるようにしましょう。
あとは、入浴を自宅で行うのは心配があります。週に数回でもリハビリも兼ねてデイケア（通所リハビリテーション）を利用し、安心して入浴いただくのはどうでしょう。また居室内での療養環境を整えるために、電動ベッドや電動車いすの利用をお勧めします」

担当訪問看護師
「ALSは『厚生労働大臣が定める疾病等』に含まれるので、医療保険による訪問看護を行います。訪問看護の内容としては、日々の体調管理、点滴治療、リハビリになるでしょう。必要なリハビリプログラムを引き継ぎ、点滴治療は指示書（p.95・**図1**）で確認のうえ行います」

理学療法士
「ご自宅でのリハビリ継続は重要ですね。定期受診の際には、運動機能の確認とアセスメントを行います。運動機能の低下具合によっては、ご自宅での安全な療養のために住宅改修も検討が必要かもしれません」

病棟看護師
「退院後の療養については以上でよろしいでしょうか。ご本人とご家族が安心してご自宅に戻れるよう、今回の内容を説明いたします。退院までに、食事支援の際の誤嚥予防やベッドからの移乗動作、車いす移乗時の注意点などを理学療法士とともにお伝えします」

4 考えられる提案

退院支援カンファレンスの結果、居宅サービス計画書（ケアプラン）は**表1～3**、週間サービス計画書はp.95・**表4**、訪問看護指示書はp.95・**図1**のようになりました。

> **支援の方針**
> 訪問看護・訪問介護・デイケアを活用し、必要な治療を継続するとともに、ひとりでも安全な療養生活が送れる環境を維持していく。

❶医療保険による訪問看護とリハビリの利用

点滴投与や、身体の機能維持リハビリ、呼吸リハビリなどが継続できるよう、基本的に毎日これらのサービスが受けられるようにします。

❷介護保険による居宅サービスの利用

ひとり暮らしを支えるため、生活援助や身体介護の訪問介護を利用します。また、電動車いすなどを福祉用具貸与サービスでレンタルし、室内も住宅改修サービスで車いす対応にします。週2回の通所リハビリは外出や入浴の機会になり、人との交流もあります。

> **！** そのほか、配食サービスなどの民間のサービスも有用です。どのような点が有用か、ほかにどんなサービスがあるか考えてみましょう。

表 1 居宅サービス計画書（1）

第1表	居宅サービス計画書（1）	作成年月日 令和 ○年 ○月 ○日
		初回・紹介・継続　認定済・申請中

利用者名　須山　たね子　　殿　　　生年月日　昭和 ○年 ○月 ○日　　住所　○○市○○町△△
居宅サービス計画作成者氏名　○○○○
居宅介護支援事業者・事業所名及び所在地　○○市○○町
居宅サービス計画作成（変更）日　令和 ○年 ○月 ○日　　初回居宅サービス計画作成日　令和 ○年 ○月 ○日
認定日　令和 ○年 ○月 ○日　　認定の有効期間　令和 ○年 ○月 ○日 ～ 令和 ○年 ○月 ○日

要介護状態区分	要介護1 ・ 要介護2 ・ 要介護3 ・ 要介護4 ・ 要介護5
利用者及び家族の生活に対する意向を踏まえた課題分析の結果	ご本人「よくはならないと聞いている。できることは自分でしたいが、これからは手伝ってもらいながらなるべく今までの生活を続けていきたい。ひとりでの生活が大変になり、家族に迷惑をかけるようになったら、その都度いろんな方々に相談したい」息子さん「病気の進行具合が心配だが、今は母が明るく受けとめてくれているので家族として自宅療養を応援したい。私も妻も近所に住んでいるのでできるだけ手伝いに行きたいが、仕事等で難しいときもあり、安全面が気になっている」以上から、ひとりでも食事、排泄、移動を安全にできるよう環境とサポートを整える必要があります。また清潔への支援も必要です。医療管理については、在宅でのリハビリや点滴治療の継続が不可欠であり、今後の症状の変化にその都度対応できる体調管理サポートが必要となります。
介護認定審査会の意見及びサービスの種類の指定	
総合的な援助の方針	●おひとりで生活するのに困らないように、支援いたします。 ●移動動作と上肢の動きが不自由でいらっしゃるので、必要な家事援助、移乗動作や排泄動作、着替え、食事のセッティングなどのお手伝いを行います。 ●訪問看護は医療保険適用となりますので、体調管理、点滴の投与、リハビリの継続を行います。 ●清潔ケアは通所リハビリを利用して入浴サービスを受けます。リハビリも同時に行えます。●自宅内の療養環境を整えるために、電動ベッド、電動車いすを利用します。車いすを利用しやすくするため、住宅改修を行って居室とリビングの床材を滑りにくいものに変更します。 ●食事はご家族が食材を準備されますが、夕食には配食サービスを利用します。 ●緊急を要するときのために、緊急警報装置を使用します。 ●お体の症状に今後変化があったときにはその都度、サービスの見直しを行います。
生活援助中心型の算定理由	1.　一人暮らし　　　2.　家族等が障害、疾病等　　　3.　その他（　　　　　　　　　　）

表 2 居宅サービス計画書（2）

| 第2表 | | | | | 居宅サービス計画書（2） | | | 作成年月日　令和　○年　○月　○日 | | |

利用者名　須山　たね子　　殿

生活全般の解決すべき課題（ニーズ）	目標				援助内容					
	長期目標	（期）	短期目標	（期間）	サービス内容	※1	サービス種別	※2	頻度	期間
＃1　自宅療養でも安心して体調管理と治療を続けたい	体調の管理と必要な治療が継続できる	6か月	確実に内服管理と点滴治療を受けることができる	3か月	●体調の管理 ●内服管理 ●点滴投与 ●機能維持リハビリ ●呼吸リハビリ		訪問看護（医療保険）	A訪問看護ステーション	週1回（点滴期間中は毎日）	6か月
								B訪問看護ステーション	週3回	6か月
＃2　ひとりで家事を行うのは難しいので手伝ってほしい	自宅内の家事が継続できる	6か月	必要な家事を行うことができる	3か月	●掃除、洗濯の代行 ●食事のセッティング ●食材の管理手伝い	○	訪問介護（生活援助）	Cヘルパーステーション	週5回	6か月
＃3　身体能力が不安定だが安全に保清、整容、排泄習慣を行いたい	日常生活動作と生活習慣が継続できる	6か月	安全に日常生活動作を行うことができる		●ポータブルトイレ利用	○	福祉用具購入	D福祉用具事業所	随時	随時
					●ポータブルトイレの片付け ●必要時更衣手伝い ●洗面・適宜清拭 ●車いすへの移乗介助	○	訪問介護（身体介護）	Cヘルパーステーション	週5回	6か月
＃4　見守りをしてもらいながら安全に外出し、入浴する機会がほしい	安全に外出する機会と入浴する機会を継続できる	6か月	疲労感なく外出ができる	3か月	●体調管理 ●入浴サービス ●昼食の提供 ●リハビリテーション ●自宅からの送迎	○	通所リハビリ	Eデイケア	週2回	6か月

※1　「保険給付対象かどうかの区分」について、保険給付対象内サービスについては○印を付す。
※2　「当該サービス提供を行う事業所」について記入する。

表 3 居宅サービス計画書（2）のつづき

| 第2表 | | | | | 居宅サービス計画書（2） | | | 作成年月日　令和　○年　○月　○日 | | |

利用者名　須山　たね子　　殿

生活全般の解決すべき課題（ニーズ）	目標				援助内容					
	長期目標	（期）	短期目標	（期間）	サービス内容	※1	サービス種別	※2	頻度	期間
＃5　居室内の移乗、移動を安全に行いたいが上肢の力に不足があり心配である	居室内の起居動作移乗、移動に関するADLを維持できる	6か月	居室内で起居動作移乗、移動が安全にできる	3か月	●特殊寝台を使用し起居動作のサポートを行う ●電動車いすを使用し居室内の移動を自身で行う	○	福祉用具貸与（特殊寝台、特殊寝台付属品、電動車いす）	D福祉用具事業所	随時	6か月
					●居室床を張り替える	○	住宅改修（床材の張り替え）	D福祉用具事業所	必要時	
＃6　毎日きちんと食事を摂りたい	食事習慣が継続できる	6か月	毎日食事摂取ができる	3か月	●配食サービスを利用し配食を受ける		配食サービス（民間サービス）	F配食サービス	週6日	6か月
＃7　身体状況や生活状況についてさまざまなことを相談したい					●身体状況について心配な点は訪問看護師に相談する		訪問看護（医療保険）	A訪問看護ステーション	適宜	6か月
					●生活状況やサービスについての相談は介護支援専門員が担当する	○	居宅介護支援	G居宅支援事業所	適宜	6か月

※1　「保険給付対象かどうかの区分」について、保険給付対象内サービスについては○印を付す。
※2　「当該サービス提供を行う事業所」について記入する。

表 4 週間サービス計画表

第3表

週間サービス計画表

利用者名 　須山　たね子　　殿　　　　　　　　　　　　　　　　作成年月日　令和　○年　○月　○日

		月	火	水	木	金	土	日	主な日常生活上の活動
深夜	0:00								
	2:00								
	4:00								
早朝	6:00								
	8:00	訪問介護(身体・生活)	訪問介護(身体・生活)	訪問介護(身体・生活)	訪問介護(身体・生活)	訪問介護(身体・生活)	訪問介護(身体・生活)		起床／洗面・朝食・排泄・掃除・洗濯
午前	10:00								
	12:00	訪問看護	通所リハビリ(リハビリ・入浴サービス)	訪問看護	訪問看護	訪問看護	通所リハビリ(リハビリ・入浴サービス)	訪問看護	昼食
午後	14:00								
	16:00								
	18:00	訪問介護(身体・生活)	訪問介護(身体・生活)	訪問介護(身体・生活)	訪問介護(身体・生活)	訪問介護(身体・生活)	訪問介護(身体・生活)		配食の受け取り・夕食／家族の訪問(平日の場合)
夜間	20:00								
	22:00								就寝
深夜	24:00								

週単位以外のサービス	福祉用具貸与：特殊寝台、特殊寝台付属品、電動車いす
	福祉用具購入：ポータブルトイレ

図 1 訪問看護指示書（実際はA4サイズ縦長）

(別紙様式16)

訪 問 看 護 指 示 書
在宅患者訪問点滴注射指示書

※該当する指示書を○で囲むこと
訪問看護指示期間(令和　○年　○月　○日 ～　○年　○月　○日)
点滴注射指示期間(令和　○年　○月　○日 ～　○年　○月　○日)

患者氏名	須山　たね子　様	生年月日　昭和　○年　○月　○日　(75歳)	
患者住所	○○市○○町△△		電話(○○)○○○－○○○○

主たる傷病名	(1)筋萎縮性側索硬化症　　　　　　　(2)　　　　　　　　　　　　　　(3)

現在の状況(該当項目に○等)	病状・治療状態	内服療法中　定期的点滴投与
	投与中の薬剤の用量・用法	1. リルゾール50mg　2錠　分2　　2.　　　　　　　　3. 4.　　　　　　　　　5.　　　　　　　　6.
	日常生活自立度	寝たきり度　　J1　J2　A1　A2　B1　(B2)　C1　C2
		認知症の状況　　I　IIa　IIb　IIIa　IIIb　IV　M
	要介護認定の状況	要支援(1　2)　要介護 (1　2　(3)　4　5)
	褥瘡の深さ	DESIGN分類　D3　D4　D5　　NPUAP分類　III度　IV度
	装置・使用医療機器等	1. 自動腹膜灌流装置　2. 透析液供給装置　3. 酸素療法(　　L/min)　4. 吸引器　5. 中心静脈栄養　6. 輸液ポンプ 7. 経管栄養(経鼻・胃瘻：サイズ　　　、　　日に1回交換) 8. 留置カテーテル(部位：　　サイズ　　　、　　日に1回交換) 9. 人工呼吸器(陽圧式・陰圧式：設定　　　) 10. 気管カニューレ(サイズ　　) 11. 人工肛門　12. 人工膀胱　13. その他(　　)

留意事項及び指示事項
I　療養生活指導上の留意事項：症状の進行に従って医療管理を適宜変更する

II　①. リハビリテーション：機能維持リハビリ、呼吸リハビリ　　　2. 褥瘡の処置等
　　(理学療法士・作業療法士・言語聴覚士が訪問看護の一環として行うものについて1日あ　③. 装着・使用医療機器等の操作援助・管理：呼吸器が必要ならすみやかに導入
　　たり20・40・60・(　)分を週(　)回(注：介護保険の訪問看護を行う場合に記載)　　4. その他

在宅患者訪問点滴注射に関する指示(投与薬剤・投与量・投与方法等)　ラジカット60mg点滴は1日1回10日間投与後　14日間休薬する

緊急時の連絡先　○○病院	不在時の対応法　息子様携帯電話　○○○－○○○－○○○○

特記すべき留意事項(注：薬の相互作用・副作用についての留意点、薬物アレルギーの既往、定期巡回・随時対応型訪問介護看護及び複合型サービス利用時の留意事項があれば記載して下さい。)

他の訪問看護ステーションへの指示(無　(有))：指定訪問看護ステーション名　B訪問看護ステーション　　　　　　　　　　　)
たんの吸引等実施のための訪問介護事業所への指示((無)　有) ：訪問介護事業所名

上記のとおり、指示いたします。　　　　　　　　　　　　　　　　　　　　　　　　　　　令和　○年　○月　○日

　　　　　　　　　　　　　　　　　　　　　　　　医療機関名　H総合病院　　　電　話　○○－○○○－○○○○
　　　　　　　　　　　　　　　　　　　　　　　　住　　所　　○○市○○町　(FAX)　同上
A訪問看護ステーション　○○　○○　殿　　　　　　　　　　　　　　　　　医師氏名　○○　○○　印

5 退院後の療養生活の状況

● 心配された独居生活だが、サービスを使いながら暮らしている。

● 朝ヘルパーが訪問し、ベッドからの移乗、洗面・更衣・食事などを手伝い、ポータブルトイレの片づけを行っている。通所リハビリテーション（デイケア）の日（火・土）はそのまま送迎を利用して通所し、リハビリと入浴サービスを受けている。

● デイケア以外の日は訪問看護でリハビリを行っている。ラジカット点滴の投与日には点滴治療を受けている。

● ベッドからの移乗を介助してもらえば、居室内は電動車いすで自由に移動できている。指先に力が入らない状況だが、自助具をうまく利用しながら食事ができている。

● 庭に出て花を育てられないのは残念に思っているが、リビングで室内園芸を楽しんでいる。

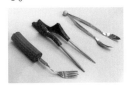

✏ 自助具
　持ちやすい（握りやすい）形状のスプーン、挟みやすい構造の箸など、手先が不自由でも食事をしやすいものがある。

6 事例のその後

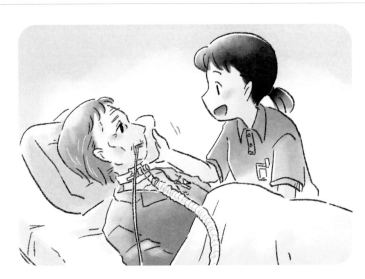

● 2年後、症状が進行し、ベッド臥床での療養生活となった。末梢運動機能は両上肢の母指と、眼球の運動が残っているのみである。

● 徐々に嚥下機能、呼吸機能も低下。現在は食事を経口摂取できず、胃ろう管理を行っている。

● 呼吸機能が低下したとき、以前は人工呼吸器の装着を拒否していたが、家族の説得により装着を決心した。気管切開を行ったのち、人工呼吸器にて呼吸管理を行っている。唾液が常

に流出するため、口腔内の持続吸引をしている。
- 移動・送迎時にSpO$_2$の低下や血圧の変動が出現したため、デイケアは使用できなくなった。
- 便意はあるが排便困難があり、排便コントロールが必要。常時の介護が必要となったため、障害者総合支援法の重度訪問介護も利用しつつ、息子夫婦も介護にあたっている。

 現在の須山さんが利用できるコミュニケーションツールにはどんなものがあるでしょうか。考えてみましょう。

7 現在利用しているサービスと制度（表5）

医療保険
- 訪問看護：毎日の身体機能リハビリ、体調管理、人工呼吸器管理、胃ろう管理、排便コントロール、清拭、洗髪
- 訪問診療：在宅診療医により2週間に1回の往診
- 人工呼吸器の貸与
- レスパイト入院：定期的な短期入院

介護保険
- 訪問介護：ヘルパーによる長時間の身体介護、口腔ケア、体位変換、洗面介助、胃ろうからの栄養剤注入、痰吸引
- 訪問入浴：ベッドサイドに浴槽を設置し入浴
- 福祉用具貸与：特殊寝台、特殊寝台付属品、ベッドサイドテーブル、リクライニング式車いす、エアマット

障害者総合支援法
- 申請の結果「障害支援区分6」に認定
- 重度訪問介護（自立支援給付の1つ）：身体介護、生活支援を合わせた長時間の介護
- 日常生活用具給付（地域生活支援事業の1つ）：電気式痰吸引器、パルスオキシメーター

難病法
- 指定難病助成制度（特定医療費助成制度）による医療費助成

レスパイトケア
社会資源などを利用し、家族が療養者から一時的に離れる時間を確保することをいう。ここでは療養者の短期入院によって行われている。

ヘルパーによる医療行為
通常、訪問介護では痰の吸引、経鼻・胃ろうからの栄養剤注入ができない。ただし、事業所が指定を受けて、厚生労働省が指定する研修を受けたヘルパーは実施することができる。

指定難病
難病法による指定難病は、令和3（2021）年11月1日現在338疾病である。都道府県に申請することで医療費助成が受けられる。

第 6 章

「暮らし」を理解したうえでのアセスメント

表 5　現在の週間サービス計画表

第3表					週間サービス計画表			
利用者名　須山　たね子　　殿						作成年月日　令和　○年　○月　○日		

		月	火	水	木	金	土	日	主な日常生活上の活動
深夜	0:00〜2:00								
	2:00	重度訪問介護 (障害者総合支援法)	重度訪問介護 (障害者総合支援法)	重度訪問介護 (障害者総合支援法)	重度訪問介護 (障害者総合支援法)	重度訪問介護 (障害者総合支援法)	重度訪問介護 (障害者総合支援法)	重度訪問介護 (障害者総合支援法)	体位変換(2時間ごとに行う)
	4:00								
早朝	6:00								起床・洗面介助
	8:00								胃ろうより栄養注入
午前	10:00	訪問看護	訪問看護	訪問看護	訪問看護	訪問看護			
			訪問入浴			訪問入浴			
	12:00	訪問介護 (身体介護)	訪問介護 (身体介護)	訪問介護 (身体介護)	訪問介護 (身体介護)	訪問介護 (身体介護)	訪問介護 (身体介護)	家族による介護	胃ろうより栄養注入
午後	14:00								
	16:00								
夜間	18:00								胃ろうより栄養注入
	20:00	重度訪問介護 (障害者総合支援法)	重度訪問介護 (障害者総合支援法)	重度訪問介護 (障害者総合支援法)	重度訪問介護 (障害者総合支援法)	重度訪問介護 (障害者総合支援法)	重度訪問介護 (障害者総合支援法)	重度訪問介護 (障害者総合支援法)	家族の訪問(平日の場合)
深夜	22:00								清拭・口腔ケア・就寝
	24:00								
週単位以外のサービス		福祉用具貸与：特殊寝台、特殊寝台付属品、ベッドサイドテーブル、リクライニング式車いす、エアマット							

Work　須山さんや家族への今後の支援の方針と、効果的な介入を訪問看護師の立場から考えてみましょう。

●支援の方針

●効果的な介入

事例 4

池西靜江
事例提供：高塚由香里

夫婦ともに精神遅滞^{ちたい}をもつ家族を支える

高野宗昭さん（仮名）　40歳代・男性　　高野昭子さん（仮名）　40歳代・女性

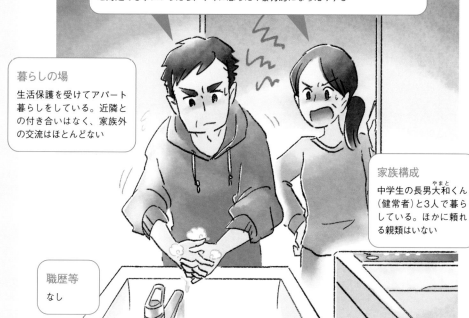

診断・症状
夫婦ともに精神遅滞*あり（夫婦ともに小学校低学年程度の知的障害）。夫は強迫性障害、適応障害の診断もある。妻は気分変調症の診断があり、ストレスが加わると対処できずにいらだち、すぐに怒ったり暴力的になったりする

暮らしの場
生活保護を受けてアパート暮らしをしている。近隣との付き合いはなく、家族外の交流はほとんどない

家族構成
中学生の長男大和^{やまと}くん（健常者）と3人で暮らしている。ほかに頼れる親類はいない

職歴等
なし

これまでの経緯

● 家族が利用している社会資源は、生活保護、週6回の訪問介護。訪問介護は障害者総合支援法に基づく介護給付（居宅介護）であり、費用負担はない。

● 10年前、長男の小学校入学時の市職員とのやりとりで夫が被害的になり、その後抑うつ気分が出現した。その翌年、生活保護受給のための市職員とのやりとりで、さらに抑うつ気分がひどくなり、適応障害の診断を受けた。

● 妻は気分変調症があり、ストレスに耐えかねて暴力的になることが多く、過去に近隣の人々とトラブルを起こしたことがある。

● 夫婦は月1回のペースで精神科クリニックを受診し、それぞれ薬を処方されている。

● 息子との関係は良好だったが、近頃は反抗期で親の話を聞こうとしない。夫婦はこの関係の変化にとまどっている。

● 今回、夫に手洗い動作の反復といった強迫性障害^{ぞうあく}の増悪がみられた。夫婦の「ゆっくり話を聞いてほしい」という希望を受け、クリニックからの紹介で訪問看護を開始した。

*DSM-5では「知的能力障害」という診断名。

第 6 章

「暮らし」を理解したうえでのアセスメント

99

訪問看護の目的と内容

支援の方針
困っていることを受容的な態度で傾聴するなかで精神症状を観察し、安定した精神状態で自宅で暮らせるようにサポートする。

　訪問看護は「話を聞いてほしい」という希望に応えるため、週3回午前10〜11時に、夫30分・妻30分の計1時間実施します。訪問看護の内容は主に、健康管理、精神状態の観察、生活指導、服薬確認、金銭管理の確認です。夫の精神科訪問看護指示書は**図1**、精神科訪問看護計画書は**図2**の通りです（妻にも別に出されているがほぼ同じであるため割愛）。受容的態度で傾聴し、困りごとについては理解度を確認しながら具体的な提案をしてみます。
　なお、この訪問看護については、障害者総合支援法の自立医療支援（精神通院医療）によるものであるため、自己負担はありません。

🔍 自立支援医療➡
p.56

図 1 夫の精神科訪問看護指示書（実際はA4サイズ縦長）

（別紙様式17）

精神科訪問看護指示書

指示期間（令和 □年 ○月 △日 〜 令和 □年 ○月 △日）

患者氏名		高野　宗昭　様	生年月日　昭和 ○年 　　○月 ○日 （4○歳）		
患者住所		△△県●●市××町＋丁目■−×　＋＋アパート××号室　電話（　　）○○○−△△△△		施設名	
主たる傷病名		(1)精神遅滞（知的能力障害）　(2)適応障害　　　　　(3)強迫性障害			
現在の状況（該当項目に○等）	病状・治療状況	月1回の通院			
	投与中の薬剤の用量・用法	レクサプロ錠10mg　1.5錠（分1　夕食後）			
	病名告知	（あり）・　なし			
	治療の受け入れ	良好			
	複数名訪問の必要性	あり　・（なし） 理由： 　1．暴力行為、著しい迷惑行為、器物破損行為等が認められる者 　2．利用者の身体的理由により一人の看護師等による訪問看護が困難と認められる者 　3．利用者及びその家族それぞれへの支援が必要な者 　4．その他（　　　　　　　　　　　　　　　　　　　　　　　　　）			
	短時間訪問の必要性	（あり）・　なし			
	複数回訪問の必要性	（あり）・　なし			
	日常生活自立度	認知症の状況（ I　IIa　IIb　IIIa　IIIb　IV　M ）			

精神訪問看護に関する留意事項及び指示事項
1．生活リズムの確立　　　　　4．社会資源活用の支援　　　　　　7．その他
2．家事能力、社会技能等の獲得　⑤．薬物療法継続への援助
③．対人関係の改善（家族を含む）　6．身体合併症の発症・悪化の防止

緊急時の連絡先 不在時の対応法	
主治医との情報交換の手段	
特記すべき留意事項	

上記のとおり、指定訪問看護の実施を指示いたします。　　　　　　　　　　　　　令和 □年 ○月 △日

　　　　　　　　医療機関名　○○クリニック　　　　　　　電　話　△△−○○○−××××
　　　　　　　　住　　　所　△△県●●市△△町○○　24−3　　（FAX）
　　　　　　　　　　　　　　　　　　　　　　　　　　　　　医師氏名　○○　○○　印

△△△訪問看護ステーション　○○　○○　殿

Work

高野さん夫婦の訪問看護にあたっては、どんなことに注意するとよいでしょうか。これまでの対人関係の情報から、新しい人との出会いがストレスになること、話し方・表情・言葉づかいなどにとても敏感であることをふまえて考えてみましょう。

図2 夫の精神科訪問看護計画書

別紙様式3

精神科訪問看護計画書

ふりがな 利用者氏名	たかの　むねあき 高野　宗昭　様	生年月日	昭和　○年　○月　○日　（4○歳）
要介護認定の状況	(自立)　要支援（　1　2　）　要介護（　1　2　3　4　5　）		
住　所	△△県●●市××町＋丁目■－×　＋＋アパート××号室		

看護の目標
長期目標：安定した精神状態で家族とともに自宅で暮らし続けることができる。 短期目標：確実に内服治療を行うとともに、自分の思いを適切に表出し、抑うつや強迫的行為がなく過ごすことができる。

年　月　日	問　題　点　・　解　決　策	評価
□・○・△	#　変化に適応できず、自分をせめて抑うつ状態や強迫的行為により日常生活行動に支障を来すことがある。 OP：服薬状況の確認、精神症状の観察、言動・表情の観察、金銭管理の確認 TP：受容的な態度で傾聴する／承認・肯定的なアプローチをする EP：具体的でわかりやすい提案（助言）をする	

衛生材料等が必要な処置の有無		有・(無)
処置の内容	衛生材料（種類・サイズ）等	必要量

訪問予定の職種（※当該月に作業療法士による訪問が予定されている場合に記載等）

備考
●週3回　月・水・金の午前10時～11時に訪問する（妻の昭子様と合わせて1時間設定）。 ●時間厳守で訪問し、受診行動・服薬の確認を行う。

上記の訪問看護計画書に基づき指定訪問看護を実施いたします。

□年　○月　△日

事業所名　△△△訪問看護ステーション

管理者氏名　○○○○　印

○○クリニック　○○　○○　先生御机下

●ある日、時間厳守で訪問しようとしたとき、家の中から夫婦げんかの声。ドアをノックして開けると、夫婦が玄関で言い合っていた。

●妻が「看護師さん聞いてください。昨日、息子とお父さんがすごいけんかをしたの」という。夫も「あー、僕も限界。看護師さんしんどい」という。訪問看護師は深呼吸を促しながら、「落ち着いてください。お部屋でお2人のお話を聞かせてください」といい、部屋で座って話を聞いた。

●話によると、昨夜、食後の食器を片づけない息子に対して、夫は何度も注意したが、息子は無視し続けた。挙げ句の果てには、反抗的な態度で夫に対して日ごろの不満をぶつけてきたという。夫もそれにがまんができずに怒鳴ってしまい、けんかになったということだった。

●妻は「お父さんと息子の話を聞いていたけど自分がしんどくなってしまった。お父さんになぜ息子に怒鳴ったのかと聞いているうちにけんかになった」という。妻が話をしている間に夫が割って入ってきて話そうとするが、妻は夫に厳しい目を向けて「静かにして！」という。

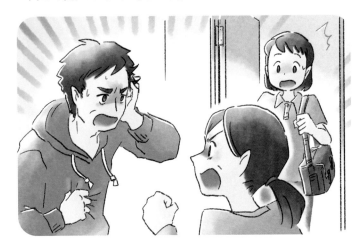

Work
このような場面に遭遇したら、
あなたはどのようにかかわりますか。
考えてみましょう。

3 対応の例

　あくまで一例ですが、夫婦への対応例を考えてみましょう。まず、訪問者として節度をもってかかわることを意識します。両者の話を同時には聞けないので、「お話をどこで聞きましょうか」と相談し、2人別々に話を聞きます。易怒性の高い妻の話を先に聞くのがよいでしょう。妻は、夫が息子に怒鳴った理由を聞きたいということなので、訪問看護師が夫に聞いてみると伝え、夫との話に移ります。

　夫は悲観的になりやすいので、受容的に傾聴することを心がけ、がんばりを認めるように意識します。同時に、思春期の子どもについて理解度を確認しながら話し、大和くんだけでなくどこの子どもも親の注意を聞かなくなる時期であることを説明します。表情を見ながら、承認的・肯定的に話すことを心がけます。そのうえで、他人の話のほうが聞く場合があることを伝え、今度大和くんと直接お話をしてみましょうか、と提案するのもよいでしょう。

　夫が落ち着いたら、妻に夫の気持ちを伝えるとともに、思春期の子もの特性について話します。妻も落ち着きを取り戻していたら、夫の気持ちが落ち着いてきていることを伝え、2人で話してみようと提案するのもよいでしょう。

　また、訪問看護師としては、服薬状況や病状を確認するのも大事なことです。もしかすると、服薬できていないことや病状の悪化が今回のできごとの原因かもしれません。ただ、現在は夫婦ともに興奮している状況であり、今そのことを聞くべきかどうかは慎重に判断したいところです。場合によっては後日、もっと落ち着いた状況での確認でも問題ないでしょう。

　なお、夫婦の子である大和くんについても、今後情報収集を行っていきたいところです。大和くんの思いを聞くことで、大和くんからみた問題を知ることができ、大和くんのケアになるとともに、家族全体の看護につながることが期待できます。

第6章 「暮らし」を理解したうえでのアセスメント

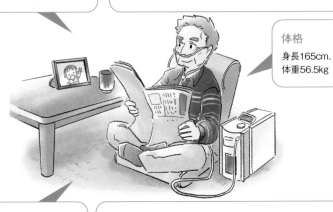

事例 5

池西靜江
事例提供：氏家芳枝

在宅酸素療法を行う人を支える

川上一郎さん（仮名）　70歳代・男性

診断

5年前に間質性肺炎（特発性肺線維症〈IPF〉）の診断。肺高血圧症、心不全も併発しており、1年前から在宅酸素療法（HOT）を行っている

家族背景

妻は7年前にがんで他界。昨年離婚した長男（40歳代）と2人で暮らしている。長男に子どもはいない。次男は結婚し、近所で別世帯を持っている。小学生の孫（次男の子）を大変かわいがっており、遊びに来るのをとても楽しみにしている

体格

身長165cm、体重56.5kg

職歴等

70歳まで自動車部品を製造する会社を経営しており、従業員も5人抱えていた。今は長男が跡を継いでいる

これまでの暮らしぶり

趣味は体を動かすことで、近所の仲間と週1〜2回卓球を楽しんでいた。在宅酸素療法を開始してからは卓球をやめ、毎日の散歩を日課としている。晩酌は日本酒1.5合/日。喫煙は20本/日を約50年続けていたが、間質性肺炎と診断されてからはやめている

これまでの経緯

● 5年前、乾性咳嗽が続き、階段昇降で息苦しさを自覚したため病院を受診。胸部X線検査と胸部CT検査の結果、間質性肺炎（特発性肺線維症〈IPF〉）と診断。

● 3年前に風邪をひき、呼吸困難感が強くなって入院。間質性肺炎の急性増悪、肺高血圧症、心不全の併発と診断され、ステロイドパルス療法を受けた。2年前にも同様の症状で入院。

● 1年ほど前から数mの歩行で著明な呼吸困難、SpO_2の低下を認め、在宅酸素療法（HOT）を導入した。

● 3か月前に間質性肺炎の急性増悪のため、入院して治療を受けた。退院後は近くのかかりつけ医を定期的に受診している。退院後に要介護認定の申請を行ったところ、「要介護2」の認定を受けた。

● 訪問看護、訪問介護（生活援助）、デイケアなどのサービスを希望したため、居宅サービス計画（ケアプラン）を作成して実施。訪問介護は週3回、デイケアは週1回行っている。訪問看護は、在宅酸素療法の症状管理と合併症予防を目的に、2週間に1回実施することになった。訪問看護指示書は**図1**の通り。

図 1 　訪問看護指示書（実際はA4サイズ縦長）

（別紙様式16）

訪 問 看 護 指 示 書
在宅患者訪問点滴注射指示書

※該当する指示書を〇で囲むこと

訪問看護指示期間（令和　〇年　〇月　〇日 ～　〇年　〇月　〇日）
点滴注射指示期間（令和　〇年　〇月　〇日 ～　〇年　〇月　〇日）

患者氏名	川上　一郎　様	生年月日　昭和　〇年　〇月　〇日　（　7〇歳）		
患者住所	〇〇市〇〇町□□		電話（〇〇）〇〇〇－〇〇〇〇	

現在の状況（該当項目に〇等）	病状・治療状態	Ⅱ型呼吸不全		
	投与中の薬剤の用量・用法	1. ピルフェニドン 600mg分3食後　　2.　　　　　　　　　3. 4.　　　　　　　　　　　　　　5.　　　　　　　　　6.		
	日常生活自立度	寝たきり度　　J1　J2　A1　（A2）　B1　B2　C1　C2		
		認知症の状況　　Ⅰ　Ⅱa　Ⅱb　Ⅲa　Ⅲb　Ⅳ　M		
	要介護認定の状況	要支援（　1　2　）　要介護　（　1（2）3　4　5　）		
	褥瘡の深さ	DESIGN分類　D3　D4　D5　NPUAP分類　Ⅲ度　Ⅳ度		
	装着・使用医療機器等	1. 自動腹膜灌流装置　2. 透析液供給装置　（3.）酸素療法（　2　L/min）　4. 吸引器　5. 中心静脈栄養　6. 輸液ポンプ 7. 経管栄養（経鼻・胃瘻：サイズ　　　、　　日に1回交換）　8. 留置カテーテル（部位：　　　　サイズ　　　　　　日に1回交換） 9. 人工呼吸器（陽圧式・陰圧式：設定　　　　）　10. 気管カニューレ（サイズ　　　）　11. 人工肛門　12. 人工膀胱　13. その他（　　　）		

留意事項及び指示事項
Ⅰ　1. リハビリテーション：症状の観察を行い、合併症を予防する

Ⅱ　1. リハビリテーション
　　（理学療法士・作業療法士・言語聴覚士が訪問看護の一環として行うものについて1日あ
　　たり20・40・60・（　　）分を週（　　）回（注：介護保険の訪問看護を行う場合に記載）
　　　　　　　　　　　　　　　　　　　　2. 褥瘡の処置等
　　　　　　　　　　　　　　　　　　　　（3.）装着・使用医療機器等の操作援助・管理：酸素装置の点検など
　　　　　　　　　　　　　　　　　　　　4. その他

在宅患者訪問点滴注射に関する指示（投与薬剤・投与量・投与方法等）

緊急時の連絡先　〇〇〇〇－〇〇〇－〇〇〇〇　　　　　　　　　不在時の対応法

特記すべき留意事項（注：薬の相互作用・副作用についての留意点、薬物アレルギーの既往、定期巡回・随時対応型訪問介護看護及び複合型サービス利用時の留意事項等があれば記載して下さい。）
光線過敏症に注意

他の訪問看護ステーションへの指示（（無）有　：指定訪問看護ステーション名　　　　　　　　　　　　　　　　　　　　　）
たんの吸引等実施のための訪問介護事業所への指示（（無）有　：訪問介護事業所名　　　　　　　　　　　　　　　　　　　　　）

上記のとおり、指示いたします。

令和　〇年　〇月　〇日

医療機関名　△△内科クリニック　電話　〇〇－〇〇〇－〇〇〇〇
住　所　　　〇〇市〇〇町　　　（FAX）同上
医師氏名　〇〇　〇〇　印

□□□訪問看護ステーション　〇〇　〇〇　殿

1　本人・家族の気持ちとニーズ

本人（川上さん）
「間質性肺炎は息苦しくてつらいことが多い。息子に迷惑をかけたくないが、できるだけ自宅で療養を続けたい。そのためにいろいろな制度やサービスを活用したい」

長男
「父はこれまでがんばってきた人で、自分も感謝している。できることがあればなるべくしてあげたい。父をそばでみていて、息が苦しいというのは大変なことだと思う」

✏ 間質性肺炎
　肺の間質を主な病変とする疾患の総称。肺のコンプライアンスと容積が低下して肺が硬くなるため、呼吸困難を生じる。特発性肺線維症（IPF）は慢性型間質性肺炎の代表疾患である。

2 かかりつけ医から得た情報

初回訪問の2週間前に受診した際の検査結果は以下の通り。

● 胸部X線検査：両側肺野下部に網状影あり
● 採血データ：RBC 400万/μL、WBC 8,600/μL、Hb 10.6g/dL、CRP 4.8mg/dL、BUN 24mg/dL、Cr 0.88mg/dL、Na 140mEq/L、K 3.7mEq/L、血糖 169mg/dL、HbA1c 6.7%、Alb 2.9g/dL、TP 6.4g/dL
● 血液ガス分析（酸素2L/分）：pH 7.402、$PaCO_2$ 59.9Torr、PaO_2 63.3Torr、HCO_3^- 24.6mEq/L、SaO_2 90.2%
● 薬物療法：ピルフェニドン600mg分3
● 酸素療法：2L/分

3 初回訪問時に得た情報

● 日中、ひとりでいるときはリビングでテレビを見て過ごしている。デイケアでの交流はあったが、移動中などに息苦しさを感じることが多く、近ごろは行かなくなってしまった。周囲との会話も少なくなり、もの忘れが多くなってきていることを自覚している。
● 食生活：長男が準備したものを食べている。スーパーの惣菜が多いが、週末は近所に住む次男の妻が手づくりのおかずを届けてくれてい

Column

在宅酸素療法

　在宅酸素療法は、呼吸器疾患をもつ人に居宅で酸素を供給するものです。基本的に、居宅で生活できるレベルの安定した病態の人を対象とし、QOLの向上や低酸素の予防・改善などを目的とします。

　酸素供給装置には、①酸素ボンベ、②酸素濃縮器、③液化酸素があります。酸素流量は医師の指示量を守るとともに、病状悪化の早期発見のため、対象者自身が毎日健康手帳などに記録をするよう指導します。

　なお、安全のため、酸素供給装置は直射日光が当たる位置を避け、火気から2m離して使用します。災害時に備え、常に予備の酸素ボンベを用意しておくことも必要になります。

る。最近は食事中に息苦しさがあり、時間をかけて休みやすみ食べている。食べる量は元気なころの半分くらいだという。

●排泄習慣：排尿は6回/日。夜間に1回ほど起きる。排便は1回/1〜2日。若いときに痔の手術をしたことから便秘に注意しており、毎朝冷たい牛乳を飲んでいる。トイレまでは、時間はかかるが歩いて行ける。

●清潔：風呂は好きで、毎日入浴していた。しかし最近は息苦しさがあり、長男の介助で入浴している。回数も週2〜3回に減少している。

●安静時のバイタルサイン：血圧 124/68mmHg、脈拍 80回/分、体温 36.8℃、呼吸数 24回/分。浅表性呼吸、両下肺野で捻髪音聴取。SpO₂ 94%（酸素2L/分吸入中）。ばち指を認める。

浅表性呼吸、捻髪音、ばち指など、呼吸器のフィジカルアセスメントについて調べてみましょう。

4 考えられる提案

支援の方針
在宅酸素療法等の治療と感染予防によって病状の悪化を防ぐとともに、ADLや生活行動範囲を維持できるよう支援する。

❶治療の継続と感染予防

在宅酸素療法を行っている場合、対象の呼吸状態などの健康チェック、機器が適切に管理されているかの確認など、**多方面で観察力が求められます**。また、**居宅は病院と異なり、掃除や換気が不十分であることが多く**、それがもとで呼吸器に感染を招くことがあります。感染すると急性増悪してしまうため、室内の環境チェックや、手洗い・うがいの励行なども重要です。

❷生活行動範囲の維持

在宅酸素療法を行っていても、息切れや息苦しさを経験することがしばしばあります。それをおそれて活動性が下がったり、ADLが低下したりするため、これに関するケアも重要になります。具体的にはリハビリ、呼吸方法、食事などを組み合わせた**包括的呼吸リハビリテーション**を取り入れるのがよいでしょう。

また、川上さんの場合は息苦しさからデイケアに行かなくなってしまっています。リハビリの機会が減っていることはもちろんですが、家族以外との交流が減ってしまい、**認知機能への影響も危惧される状態**になっています。このことにも注意しましょう。

以上をふまえて作成した訪問看護計画書がp.108・**図2**になります。

第6章

「暮らし」を理解したうえでのアセスメント

図 2 訪問看護計画書

別紙様式1

訪問看護計画書

ふりがな 利用者氏名	かわかみ いちろう 川上 一郎 様	生年月日	昭和 ○年　○月 ○日 （7○歳）		
要介護認定の状況	自立　　要支援（　　1　　2　　）		要介護（　1　②　3　4　5　）		
住　所	○○市○○町□□				

看護・リハビリテーションの目標

1. 在宅酸素療法と薬物療法と感染予防により、病状の悪化を防ぎ、生活行動範囲を維持する。

年 月 日	問 題 点 ・ 解 決 策	評価
○・○・○	#1　感染症等の発症に伴い、急性増悪するリスクがある 　　　OP：バイタルサインおよび呼吸器のフィジカルアセスメント、患者の言動 　　　EP：手洗い・うがいの励行、健康手帳の記入 #2　呼吸状態の悪化により生活行動が縮小するおそれがある 　　　OP：労作時の呼吸状態（数・努力呼吸）訴え、ADL評価 　　　CP：不安の傾聴、環境調整、酸素管理、服薬管理 　　　EP：腹式呼吸法の指導	

衛生材料等が必要な処置の有無		有 ・ 無
処置の内容	衛生材料（種類・サイズ）等	必要量

訪問予定の職種（※当該月に作業療法士による訪問が予定されている場合に記載等）

備考

訪問看護　午前10時〜10時30分　2週間に1回　水曜日

上記の訪問看護計画書に基づき指定訪問看護又は看護サービスの提供を実施いたします。

令和○年　○月 ○日

△△内科クリニック　○○　○○　先生御机下

事業所名　　□□□訪問看護ステーション
管理者氏名　○○○○　　　　　　　　　印

Work 川上さんへの看護介入やケアには、ほかの方法も考えられます。どんな提案ができるか、認知機能、孫の存在、趣味など、さまざまな角度から考えてみましょう。

参 考 文 献 一 覧

〈第 1 章〉

1. 厚生労働省：地域包括ケアシステム.
https://www.mhlw.go.jp/stf/seisakunitsuite/bunya/
hukushi_kaigo/kaigo_koureisha/chiiki-houkatsu/
（2021.9.20 アクセス）
2. 日本在宅ケアアライアンス 編：私たちの街で最期まで.
2017.
3. 三浦友理子，奥裕美：臨床判断ティーチングメソッド.
医学書院，東京，2020.

〈第 2 章〉

1. 武井麻子著者代表：系統看護学講座 専門分野 II 精神看
護学［1］精神看護の基礎 第 6 版. 医学書院，東京，
2021.
2. 厚生労働省：人生の最終段階における医療・ケアの決
定プロセスに関するガイドライン（平成 30 年 3 月改訂）.
https://www.mhlw.go.jp/file/04-Houdouhappyou-
10802000-Iseikyoku-Shidouka/0000197701.pdf
（2021.10.10 アクセス）

〈第 3 章〉

1. 松本千明：健康行動理論の基礎. 医歯薬出版，東京，
2002.
2. Marilyn M. Friedman 著，野嶋佐由美 監訳：家族看護学
―理論とアセスメント. へるす出版，東京，1993.

〈第 4 章〉

1. 田畑洋一，岩崎房子，大山朝子ほか：社会保障 生活を
支えるしくみ 第 3 版. 学文社，東京，2020：1-15.
2. 松原孝明：看護・医療を学ぶ人のためのよくわかる関
係法規. 学研メディカル秀潤社，東京，2020：168-
169.
3. 社会保障入門編集委員会 編：社会保障入門 2021. 中央法
規出版，東京，2021.
4. 伊東利洋 編著：2020 年度版社会保障制度指さしガイド.
日総研出版，愛知，2020.
5. ケアマネジャー編集部 編：プロとして知っておきた
い！介護保険のしくみと使い方. 中央法規出版，東京，
2021.
6. 厚生労働省：令和 2 年版厚生労働白書. 日経印刷，東京，
2020.
7. 平林勝政，小西知世，和泉澤千恵：ナーシング・グラフィ
カ 健康支援と社会保障④ 看護をめぐる法と制度. メ
ディカ出版，大阪，2020：205.
8. 増田雅暢，島田美喜，平野かよ子：ナーシング・グラフィ
カ 健康支援と社会保障③ 社会福祉と社会保障. メディ
カ出版，大阪，2021.

9. 日本医療ソーシャルワーク研究会 編：医療福祉総合ガ
イドブック 2021 年度版. 医学書院，東京，2021.
10. 厚生労働統計協会 編：国民衛生の動向 2020/2021.
11. 医療情報科学研究所 編：公衆衛生がみえる 2020/2021.
メディックメディア，東京，2020.
12. 医療情報科学研究所 編：職場の健康がみえる. メディッ
クメディア，東京，2019.
13. 池西静江，石束佳子 編：看護学生スタディガイド 2022.
照林社，東京，2021.

〈第 5 章〉

1. 厚生労働省：介護事業所・生活関連情報検索 公表さ
れている介護サービスについて.
https://www.kaigokensaku.mhlw.go.jp/publish/
（2021.9.10 アクセス）
2. 厚生労働省：地域包括ケアシステム.
https://www.mhlw.go.jp/stf/seisakunitsuite/bunya/
hukushi_kaigo/kaigo_koureisha/chiiki-houkatsu/
（2021.9.10 アクセス）
3. 社保審－介護給付費分科会第 199 回（R3.1.18）資料
令和 3 年度介護報酬改定の主な事項について.
https://www.mhlw.go.jp/content/12300000/000727135.
pdf（2021.9.10 アクセス）
4. 平成 30 年版高齢社会白書（全体版）.
https://www8.cao.go.jp/kourei/whitepaper/w-2018/
html/zenbun/s1_2_2.html（2021.9.10 アクセス）
5. 厚生労働省：人生の最終段階における医療・ケアの決
定プロセスに関するガイドライン（平成 30 年 3 月改訂）.
https://www.mhlw.go.jp/file/04-Houdouhappyou-
10802000-Iseikyoku-Shidouka/0000197701.pdf
（2021.10.10 アクセス）
6. アフアフ・イブラヒム・メレイス 監修・編集，片田範
子 監訳：移行理論と看護 実践、研究、教育. 学研メディ
カル秀潤社，東京，2019.
7. 厚生労働省：介護保険制度の見直しに関する参考資料
（令和 2 年 2 月 21 日）.
https://www.mhlw.go.jp/content/12300000/000598363.
pdf（2021.9.10 アクセス）

〈第 6 章〉

1. 日本医療ソーシャルワーク研究会 編：医療福祉総合ガ
イドブック 2021 年度版. 医学書院，東京，2021.
2. 清崎由美子，宮崎和加子 編著：訪問看護師のための診
療報酬＆介護報酬のしくみと基本 2020（令和 2）年
度改定対応版. メディカ出版，大阪，2020.

資　料

「週間サービス計画表」「訪問看護計画書」の様式を資料として掲載します（出典：厚生労働省）。「週間サービス計画表」は事例やワークなどでのサービスの整理に、「訪問看護計画書」は自分で訪問看護計画を立てるときに活用してみましょう。実際に書いてみることで、さらに理解が深まります。

第3表				週間サービス計画表					
利用者名　　　　　　殿							作成年月日　　年　　月　　日		
	0:00	月	火	水	木	金	土	日	主な日常生活上の活動
深夜	2:00								
	4:00								
早朝	6:00								
	8:00								
午前	10:00								
	12:00								
午後	14:00								
	16:00								
	18:00								
夜間	20:00								
深夜	22:00								
	24:00								
週単位以外のサービス									

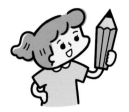

週間サービス計画表を
つくってみると
対象の「暮らし」が
わかりやすいよ

訪問看護計画書

ふりがな 利用者氏名		生年月日	年　　月　　日　（　　）歳
要介護認定の 状況	自立　　要支援（　1　　2　）　　　要介護（　1　　2　　3　　4　　5　）		
住　　所			

看護・リハビリテーションの目標

年　月　日	問題点・解決策	評　価

衛生材料等が必要な処置の有無		有　・　無
処置の内容	衛生材料（種類・サイズ）等	必要量

訪問予定の職種（※当該月に理学療法士等による訪問が予定されている場合に記載）

備　考

上記の訪問看護計画書に基づき指定訪問看護又は看護サービスの提供を実施いたします。

　　　　　　　年　　　月　　　日

　　　　　　　　　　　　　　　　　　　　　　事業所名
　　　　　　　　　　　　　　　　　　　　　　管理者氏名　　　　　　　　印

　　　　　　　　　　　　殿

索 引

基礎からわかる　地域・在宅看護論

2021年12月 4 日　第 1 版第 1 刷発行	編　著　　池西　靜江
2024年 6 月10日　第 1 版第 4 刷発行	発行者　　有賀　洋文
	発行所　　株式会社 照林社
	〒 112 - 0002
	東京都文京区小石川 2 丁目 3 - 23
	電　話　　03 - 3815 - 4921　（編集）
	03 - 5689 - 7377　（営業）
	https://www.shorinsha.co.jp/
	印刷所　　大日本印刷株式会社

Work の解答例・解説一覧

掲載	解答例・解説
p.8	本文にある「町内会」などの組織のほか、近所の人と買い物や掃除の手伝いをし合うことも互助です。また、頂き物のおすそわけなどの近所づきあいも互助の一歩といえます。身のまわりの互助を探してみましょう。
p.9	一次予防としては、「定期的にジムやヨガ教室に通って運動する」「減塩料理を実践して塩分摂取量を減らす」「定期的に歯科検診を受ける」などが挙げられます。また、二次予防については、「少し風邪気味なので早めに受診する」「年1回の学校での定期健康診断を受ける」など、具体的な場面を思い出してみましょう。
p.11	●Aさんが娘の結婚式に出るためのハードルは主に、①構音障害があること、②嚥下困難があること、③食事動作に不自由があること、④立位保持が困難で車いすの移動であること、の4つです。①②は言語聴覚士、③は作業療法士、④は理学療法士との協働が必要です。 ●目標は「1か月後の娘の結婚式に出席する」ことです。1か月という目標を設定し、それぞれの職種が協働して目標達成に向けて何ができるかを考えます。1か月という短い期間であるため、①Aさんが思いを伝えられる方法、②結婚式場での食事内容、③食事動作、食事姿勢、必要時食事動作の代償(利き手交換、自助具など)、④結婚式場内の安全な移動、空間の確保など、それぞれの職種が評価・検討し、共有したうえで目標達成をめざします。 ●訪問看護師としては、「1か月後の娘の結婚式に出席する」という目標に向けて無理なくAさんのがんばりを引き出すとともに、当日に向けた体調管理や精神的なサポートを行うことが考えられます。
p.12	●「反応が鈍く、呂律が回らない」という記述から、Bさんには脳梗塞の再発が心配されます。 ●Bさんは直近のACPで、「延命治療はしたくない」「自宅で過ごしたい」という希望を示していました。救命のためにはいち早く救急車を呼ぶべきですが、本人が希望しない処置が行われる場合があります。ここでは、本人のACPでの希望を尊重し、まずはかかりつけ医に連絡して状況を伝え、指示を仰ぐ、といった対応が考えられます。
p.16	●自然環境は、「海沿い」「高地」などの地理的条件や気候の特徴を書き出してみましょう。社会的環境は、どんな施設がおおむね徒歩30分圏内(中学校区、地域包括ケアシステムの単位)にあるか、施設の使いやすさや立地はどうか、人々のつながりはどうか、といった視点からみてみましょう。文化的環境は、地域にある文化財や伝統的な街並みのほか、地域になじんだ文化・風習などについても書き出してみましょう。 ●自分の地域で当たり前だと思っていた環境も、ほかの地域では当たり前ではないことがあります。また、同じ地域でも人によって違う部分を挙げている場合もあり、ほかの人と共有することで新たな発見があるはずです。
p.25	(本文で解説しているため省略)
p.27	(本文で解説しているため省略)
p.29	●あなたが家族のなかで子の立場であれば、親を基準にして第五段階、第六段階などが考えられます。あなたが別に家庭を築いている場合は、あなたを基準に家族を考え、第一段階から当てはまる場合があるでしょう。 ●表にある発達課題を参考に、具体的な家族の課題を考えてみましょう。なお、デュバルの8段階の家族ライフスタイルでは、近年の多様化する家族スタイルに必ずしも合致しないことに留意してください。
p.33	(本文で解説しているため省略)

掲載	解答例・解説
p.60	●市町村（または特別区） ●地域包括支援センター ●Bさんのニーズは、①家の中での楽な移動、②お風呂やトイレの手すり、③家事の手伝い、④適度な外出です。①は介護予防福祉用具貸与を利用して歩行器や歩行補助杖などをレンタルするのがよいでしょう。あまり広くない家屋であれば、介護予防の住宅改修で廊下に手すりを設置するだけでよいかもしれません。同時に、介護予防通所リハビリテーション（デイケア）などでリハビリを継続することも必要です。②は前述したように、介護予防住宅改修を利用して手すりの設置ができます。段差にも困っている場合は段差の解消も検討すべきでしょう。③は地域支援事業（介護予防・日常生活支援総合事業）の訪問型サービスを利用できます。④については、どんな目的の外出を希望しているかくわしく聞いたうえで、民間の送迎サービスや車いすの利用も考慮するとよいでしょう。
p.72	自治体のホームページなどから調べてみましょう。似た機能の施設が多い場合は、その機能のニーズが大きいということがわかります。
p.76	●医師、病棟看護師、訪問看護師、理学療法士、医療ソーシャルワーカー（MSW）など ●医師は疾病の治癒状態などの健康上の判断を伝え、理学療法士は今後のリハビリについての提案などを行い、医療ソーシャルワーカーはAさんのニーズに合った社会資源やサービスを提案します。病棟看護師はADLの評価や日常生活上の留意点を伝えます。退院後の生活を見すえて、入院中から「お薬カレンダー」などの活用を提案する場合もあるでしょう。訪問看護師はそれらの情報をふまえ、訪問看護でできることを提案します。 ●必要なリハビリの程度にもよりますが、介護予防通所リハビリテーション（デイケア）や介護予防訪問リハビリテーションを利用する可能性はあります。また、生活のニーズとしては、①片道徒歩20分かかる買い物への不安、②カラオケ喫茶への外出があります。①は地域支援事業（介護予防・日常生活支援総合事業）の訪問型サービスで買い物代行のサービスを利用することが考えられます。②は介護保険サービスで対応するものがないので、友人に依頼するなど、インフォーマルな支援を検討するとよいでしょう。
p.84	現在の甲斐田さんは、日常生活の困難については支援によって支えられていますが、支援が入らない夜間帯の徘徊が心配されています。GPS機器のほか、近隣の方々に事情を説明し、夜間に外で見かけたら連絡してもらうようにするなど、地域の「互助」に頼ることも有効と考えられます。
p.88	（本文で解説しているため省略）
p.98	●今後の方針としては、須山さんができるだけ楽に生活できるよう最大限の支援を続けることが挙げられるでしょう。また、人工呼吸器の装着は家族の説得を受けて決心しましたが、終末期については今後検討が必要になってくるでしょう。 ●須山さん本人への介入のほか、家族のケアも考えたいところです。人工呼吸器の装着は家族が勧めたことでもあり、須山さんの現状を支えるなかでつらくなってしまうこともあるかもしれません。家族はほぼ毎日訪問し、日曜には介護も行っていることから、レスパイトケアも検討すべきでしょう。
p.101	今後の関係性をつくるため、初回の訪問はとても大事です。これまでの情報から、言葉づかいに気をつけ、受容的態度で傾聴するように心がけるとともに、表情にも注意します。また、時間厳守で訪問し、高野さん夫婦の気にかかるような事態を起こさないように配慮しましょう。
p.103	（本文で解説しているため省略）
p.108	川上さんは家族以外の人との交流が減ったことで、認知機能への影響も危惧されています。そのため、地域の老人クラブに参加するなど、地域での交流を提案できます。また、孫を大変かわいがっていることから、孫と一緒に出かけることも活動・交流のきっかけになるでしょう。